隐性

[日] 梶本修身 —— 著

陈婧 —— 译

疲劳

**即使休息也无法
消除疲惫感的
真面目**

人民东方出版传媒
People's Oriental Publishing & Media

东方出版社
The Oriental Press

图书在版编目（CIP）数据

隐性疲劳：即使休息也无法消除疲惫感的真面目 /（日）梶本修身 著；陈婧 译.
—北京：东方出版社，2020.10
ISBN 978-7-5207-1575-1

Ⅰ.①隐… Ⅱ.①梶…②陈… Ⅲ.①疲劳（生理）—研究 Ⅳ.① R442.9

中国版本图书馆 CIP 数据核字（2020）第 108837 号

本书中文简体字版权由汉和国际（香港）有限公司代理
中文简体字版专有权属东方出版社
著作权合同登记号 图字：01-2020-1204号

隐性疲劳：即使休息也无法消除疲惫感的真面目
（YINXING PILAO: JISHI XIUXI YE WUFA XIAOCHU PIBEIGAN DE ZHENMIANMU）

作　　者：[日]梶本修身
译　　者：陈　婧
责任编辑：王梦楠　张莉娟
责任审校：曾庆全
出　　版：东方出版社
发　　行：人民东方出版传媒有限公司
地　　址：北京市西城区北三环中路6号
邮　　编：100120
印　　刷：北京文昌阁彩色印刷有限责任公司
版　　次：2020 年 10 月第 1 版
印　　次：2021 年 12 月第 2 次印刷
开　　本：880 毫米 ×1230 毫米　1/32
印　　张：6.75
字　　数：114 千字
书　　号：ISBN 978-7-5207-1575-1
定　　价：46.80 元
发行电话：（010）85924663　85924644　85924641

【前言】

"也没有什么特别的原因，最近却总觉得累得够呛……"

"明明都好好睡觉了，疲惫却一点儿也没缓解……"

我在东京疲劳·睡眠诊所担任院长的时候，经常听患者这样抱怨。

在长时间的工作或者剧烈的运动之后，人会很疲劳，这是可以理解的。但假如是没来由地觉得累，或者明明休息了一夜，第二天早晨却又产生了"疲劳感"，在这种状况下，人就会陷入"也许我是生病了"的不安中。

在这样的患者之中，确实有人患有某些疾病。然而也有这样的病例：明明没有病，疲劳却持续积压，结果就发展到了纵然休息一两天也恢复不到原本状态的程度。

即使没有生病但长时间处于疲劳的状态，这就是所谓的"慢性疲劳"状态。那么陷入慢性疲劳后会如何呢？其详细的变化机制会在后面的篇幅中提及，先从结论来说，人会有生命危险。患上心肌梗死、脑梗死的可能性会上升，患上成人病的风险也会增高。如果不尽快脱离慢性疲劳的状态，寿命很有可能会持续缩短。

那么，为什么我们的疲劳会积压到这种程度呢？

工作、运动、人际关系的压力等等，疲劳的原因有很多，可是最大的问题在于，脑进入了"对疲劳毫无察觉"的状态。

疲劳不断积累，身体就会向脑发出"去休息"的警告。这种状态下我们就会产生"疲劳感"。通常脑接受了这一警告之后，人们会睡觉、休憩。可是，如果正处于兴奋状态，或者正感到幸福，脑就会无视身体发出的警告，疲劳就无法转换为"疲劳感"。

首先，整理一下上文的论述，由此可见"疲劳"与"疲劳感"是不同的。疲劳是"实际中累积的疲倦"，与之相对，"疲劳感"不过是"通过名为脑的过滤器传达出来的感觉"。而且，在我们的日常生活中，经常会发生实际的疲劳与脑感知到的"疲劳感"不一致的情况。

结果，滋生的就是疲劳不断积压对此却毫无认识的无"**疲劳**

感"的疲劳……换言之，就是"隐性疲劳"。

如果"隐性疲劳"持续下去，人就会长时间处于像开篇举例中所说的那种"莫名其妙精疲力竭的状态"。而且发展下去最为恶劣的情况就是……过劳死或者猝死。

例如，不眠不休地完成工作，无论如何也要赶上假日的高尔夫活动。因为久违的休假而情绪高昂、兴高采烈地前往高尔夫球场。呼吸着早晨的清新空气，心情舒畅地开始打球。站在一号洞的果岭上，想着"来吧，就在这儿集中注意力来一杆"，全神贯注地挥杆击球的一瞬间，忽然感到心脏剧烈的疼痛，当场倒下，成为不归之客……这是高尔夫球场上经常发生的真实事故。

关于猝死与疲劳的关系，之后会详细讲述，然而，说到为什么会发生这样的悲剧，很大的原因就在于脑为打高尔夫的快乐与高昂的情绪所蒙蔽，变得感知不到疲劳了。

过劳死的基本机制也是一样的。过于埋头于眼前的工作，结果脑变得无法如实感应到疲劳了……可以说越是怀有强烈的责任感或使命感，以工作价值和成就感为支柱而工作的老实人，越容易患上"隐性疲劳"。那么你该怎么办呢？

就是"疲劳"而已嘛——不可以轻视这"小小的疲劳"。

应该认识到，"隐性疲劳"是一种危险的症状，有时它很有可能会夺走你的生命。

那么，为了逃离"隐性疲劳"的魔掌，延长健康的寿命，究竟要怎么做才对呢？我将在本书阐明这个问题。

作为医生，我从20世纪90年代开始着手于对疲劳的研究，而关于疲劳的研究历史还很短，日本国内正式开展的研究是从1991年左右开始的。1999年，文部省（今文部科学省）成立了新的研究小组。2003年，大阪市立大学与大阪市、医药制造商、食品制造商等开展产官学合作，建立了"疲劳定量化及抗疲劳食品药品开发项目（通称：抗疲劳项目）"。我是这个项目的负责人，身处日本疲劳研究的最前线，在以最新医学为基础且拥有科学根据的疲劳减轻法与疲劳恢复法方面，增长了不少见识。

从经验中我们可以得出"**流传于世上的疲劳对策实则错漏百出**"这样的结论。

疲劳研究的历史还很短，反之也可以说，在此之前流传的疲劳恢复法基本上没有科学证据。实际上，像"泡个热水澡可以缓解疲劳""喝营养饮料有助于疲劳恢复""吃鳗鱼能补充体力"等这样如同常识一般广为流传的说法是完全错误的。

本书在指正这些错误常识的同时，也会对经由科学证明的正确疲劳对策进行说明。

那么，亮出你的"隐性疲劳"，彻底消除它，做回那个充满生机、健康的自己吧！

目录

第三章　疲劳大国日本与不擅长休息的日本人

第四章　通过饮食拥有对抗疲劳的身体

第五章　只有优质睡眠才能缓解疲劳

第六章　防止疲劳积压的工作方法

第七章　养成不疲惫的好习惯

第一章

为什么你总是觉得疲劳呢？

这样的人需要注意！身体发送出的疲劳的信号

人类以外所有的生物，如果感到疲劳了，会一直休息直到身体恢复。但是只有人类才会即使累了也不肯休息，而是持续工作。这样的话，面对的最坏的结局，就是过劳死。

慢性疲劳，然后过劳死……为了防止这样的状况发生，实际上人体会发送特定的预警信号。从医学角度来看，"疲劳"和"发热"、"疼痛"一同被视为身体发出的"三大生物预警"。也就是说，身体拉响了"现在继续活动，迟早要威胁到生命"的警报，试图抑制进一步的活动。

关于疲劳，身体在各种各样的场景下都会发出 SOS 信号。根据能否在早期就发现这些信号，"隐性疲劳"积压的程度有很大的不同。

在这里，我来介绍一下有代表性的"疲劳的 6 个信号"吧。

信号 1 "对任何事都很快就感到厌烦"

如果长时间持续进行同样的工作，人本来就会感到"厌烦"的。

这种名为"厌烦"的感觉，其实是脑开始疲劳的第一个信号。"时间到了，想让持续使用的部位休息休息"，脑发出了这样的诉求，而这一点已经得到了脑科学的证实。

如果要解释这里的运作机制，那就是在做一项工作、做出一个动作的时候，与之对应的脑神经细胞网络对此做出反应，向身体发出指令。在反复做同样的事情时，就会形成这样一种状态：只有特定的网在持续工作，而脑中只有某个部位在承载负荷。这样一来，被过度使用的部位就会受到氧化应激带来的伤害，结果，脑神经细胞的活动性会下降，信息处理能力也会降低。这种时候脑发出的"不要再给同样的地方增加更多负荷了"的信号，以情感的方式表达出来就是"厌烦"这种情绪。

在日常生活中，厌烦这种情绪本来就是经常会产生的，但是无视这个信号，反而继续工作的话，脑神经细胞的损害会渐渐积累，脑会一直疲劳下去。结果就会表现为像肩膀僵硬、两眼睁不开、想睡觉这样的身体症状。

特别是当面对平时本会心情愉快、抱着干劲从事的工作，却不由得感到"厌烦"时，那就需要注意了。这很有可能是"隐性疲劳"正在累积的信号。

按理说，感觉"厌烦"的时候，需要去休息一下。

我们知道，脑在日常工作与学习的紧张感驱动下，能够不感觉疲劳，持续处理同样的任务的时间，是 1 小时到 1 小时 30 分。例如，开车的时候，每 1 小时休息 10 分钟，路上一共花了 3 小时 30 分钟，与连续开了 3 小时之后休息 30 分钟对比，尽管休息时间的总长度是一样的，第二种方式却更容易积压疲劳。

工作、学习、驾驶等等，当需要持续处理相同的任务时，若能事先计算好多长时间会"厌烦"，并制订计划，在厌烦之前休息一下，设法转换情绪，应该就能够避免脑疲劳引起的效率低下。而且，一般认为，若能勤于休息，即使疲劳也能更快地恢复精力。

信号 2 "乘电车时睡着了，醒来时发现已经多坐了一站"

看电视的时候却在不知不觉间睡着了，泡澡时不由得打起了瞌睡……像这样不经意中睡着了的事情，想必大多数人都经历过。为了缓解脑和身体的疲劳，身体原本就具有自然的调节作用。

而且，当脑疲劳进一步接近顶峰时，面对这种状态，有时脑会中途强制性地暂停意识活动，不管本人是什么想法，就直接进入休息状态。这就是所谓的"中途入睡"（指网络游戏或者聊天中途睡着了。——译者注）。

有几个原因会导致"中途入睡"，最常见的是睡眠不足，或者睡眠质量不好而导致无法休息的睡眠障碍。

疲劳与睡眠之间存在着非常密切的关系。本来睡眠的目的就不是睡觉本身，睡眠完全是为了消除疲劳。如果无法获得优质睡眠，就不能顺利地消除疲劳，而倘若疲劳过度积压，即使睡了一个晚上，有时也无法完全恢复过来。

因此，脑不得不强制开启睡眠状态，"中途入睡"这种现象，可能也是"隐性疲劳"的信号吧——这样的想法是妥当无误的。

在电车等公共场所"中途入睡"的人，可以想象他积压了多少疲劳了。

身处公共场所就是暴露于他人的注视之中，因此在这种情况下人难以真正放松、休息。而且，这样的地方，就像动物的"饵场"一样，也就是说，人们为了生活离开只属于自己的安全空间，来到了公共场所。人处于公共场所时，为了能够应对所有的状况，通常情况下会振作精神，变得朝气蓬勃。

尽管正处于这种情况之下，人却短时间"中途入睡"，也就是说脑甚至舍弃了"对从现在起可能会发生危机的警戒"，做出了"不管怎样现在必须马上休息一下"的判断。

如果说"中途入睡"的原因在于"隐性疲劳"，就不得不说状况已经很严重了。总是在电车上"中途入睡"的人啊，奉劝各位还是去医疗机构做个检查吧。

信号 3 "起床 4 小时后，还是又困又乏的"

人的身体，是依据"生物钟"改变活动状况的。所谓生物钟，简单来说，指的就是睡眠与觉醒的周期。具体说来，就像"早上起来 4 小时后脑最活跃""8 小时以后一次睡意来袭""11 小时后再次活跃起来"这样，人体的状态是由起床之后过了多长时间来决定的。

起床 4 小时后，正是一天之中脑最为活跃，觉醒度最高的时候。因此，据说在这段时间里，比起从事那些不用动脑筋也能完成的简单工作，还是进行需要智慧与创意的创造性工作更为合适。

在这样的时间段里犯困或发懒，又是怎么回事呢？

可以说，这很明显就是还处于尚未消除疲劳的状态。

与"中途入睡"这种状况一样，这是由于睡眠时间不足呢，还是因为"隐性疲劳"不断积压呢，或者是两个原因都有呢……

不管是哪个原因，尽管起床后都过了 4 小时了，却还是又困又乏的，将这理解为身体发出的一个疲劳信号，一点儿也没错。

信号 4 "口唇与腋下生了疱疹"

各位听说过"疱疹"吗？

口周、腋下刚刚起了水泡一样的东西，之后马上就患上了感冒……如果曾经历过这样的事并去过医院，就会知道这麻烦的水泡是由"人类疱疹病毒"带来的。

人类疱疹病毒是几乎所有人在幼年时期都曾感染过的病毒，

之后也一直寄生在我们的体内。

　　平常，身体处于健康状态时，人类疱疹病毒并不会有特别引人注目的活动，人也因此察觉不到它们的存在。

　　然而，其实这种病毒总是监视着人体内部的状况，一旦身体状态变差了，它们就开始活跃地行动起来。

　　为什么这种病毒具有这样的性质呢？

　　一旦作为宿主的人去世，病毒也就无法继续存活了。例如艾滋病毒等等，随着宿主的死，自己的活动也同时结束了。但是人类疱疹病毒会在这种局面发生之前就设法逃离人体，企图移居到别的宿主体内。

　　因此，当病毒判断出宿主的抵抗力下降、身体状况恶化的时候，它们就会想方设法逃到外面去，出现在身体的表层。而它们现身的场所又很巧妙。例如，唾液或者唇周，如果宿主和人接吻，病毒就很有可能移居到接吻对象的体内。又如腋下，如果拥抱，就很容易互相接触。再比如，性器官周围，若性交的话也可能发生转移。诸如此类，病毒简直就像是在了解了我们的生活之后才判断出自己应该在哪里出现。

　　病毒是在宿主身体状况不佳的时候活跃起来的，所以人体出现"疲劳积压"这样的负面状态时，它们也就会试着跑到体外去。

换言之，假如没有感到任何前兆，人类疱疹病毒就已经出现在体表了，那么原因可能就在于"隐性疲劳"。

另外，人们对人类疱疹病毒这样的行动将计就计，开展了确定疲劳指标的研究，并取得了成果。由东京慈惠会医科大学的近藤一博教授率领的研究团队，分别测定出了在普通劳动之后、重体力劳动之后、休息之后三个时间段里唾液中的病毒数量。结果查明了这一事实：比起普通劳动，重体力劳动结束之后，即疲劳的时候，病毒的数量更多；而通过休息缓解疲劳之后，病毒的数量也相应地减少了。

现在，综医研控股株式会社的子公司病毒医科学研究所株式会社，正在与JT（日本烟草产业株式会社）以及大型制药企业共同开发名为"利用唾液测定疲劳度"的简易工具组（暂名"疱疹疲劳测定工具组"）。预计在召开东京奥林匹克运动会的 2020 年之前，以 1500 日元上下的价格进行售卖。

信号 5 "夜里醒来好几回"

夜里，多次想上厕所，因为睡得不好没能消除疲劳……来我诊所的患者中，有人反映过这样的问题。

对于这样的情况，首先应该怀疑是不是膀胱炎或者膀胱过度活动症等泌尿系统的疾病。但是，如果没有这样的疾病，很大概率上是由睡眠障碍引起的。

睡眠拥有其本身节律，也就是浅睡的"REM 睡眠"（眼球快速运动睡眠）与深睡的"NREM 睡眠"（非眼球快速运动睡眠）周期性反复交替。统率这种睡眠活动的是脑中被称为自主神经的器官中枢。

自主神经是疲劳研究中最重要的器官，关于它的运作以及与疲劳的关系将在第二章中详细讲述，自主神经出于运动、案头工作、人际关系的压力等各种各样的原因而疲惫不堪的时候，功能会下降，这也会对睡眠产生巨大的影响。

喝酒的人大概都知道，如果当天饮酒有点过量了，偶尔就会在夜里醒来。这是因为自主神经被酒精麻痹了，功能明显下降，结果睡眠的周期无法顺利运转，就会在这种非常时间，也就是不稳定的时间里醒过来。

回到开头部分的话题，尽管没有泌尿系统的疾病，夜里却会醒来，这并不是因为真的想去上厕所。而是出于疲劳等原因自主神经的功能下降了，因此人会在深夜里醒来，睁开眼睛之后，才感到有尿意。

这个问题在睡觉时呼吸停止的"睡眠呼吸暂停综合征"的研究中也已经弄清楚了。据说睡眠呼吸暂停综合征的潜在患者日本全国有 250 万人左右，列举的标志性症状是呼吸变浅、打鼾等等。而且，很多人会在呼吸变浅的时候醒来，并且夜里醒来好几次，而让这样的患者使用治疗打鼾的器具改善呼吸之后，夜醒症状就逐渐消失了，早上醒来之前都没有起夜——这已经是广为人知的了。除此以外，通过调整睡眠，起夜次数得以减少，这样的案例我在医疗工作中也经常见到。

总之，并不是"由于想上厕所而醒了"，而是"由于睡眠周期紊乱，夜里醒来，因此想上厕所"，一般认为原因在于没有意识到自主神经积累的疲惫，即"隐性疲劳"。

信号 6 "有比较严重的体臭"

通常，体臭这种东西是由常驻表皮的细菌的活动而产生的。人的汗液本身无味，是在细菌分解汗液、皮脂、污垢等含有的蛋白质、氨基酸之类物质的时候产生了挥发性的气体，这就是弥漫于四周的体臭。

细菌存在于所有人的表皮里，会有体臭也是自然而然的。但是，与这种"理所应当存在的体臭"不同，还有一种非常刺鼻的、气味浓烈的体臭。

这就是"疲劳臭"。

疲劳臭是由于汗液中开始含有氨而产生的。与细菌分解时散发出的臭味不一样，疲劳臭是因为汗液本身有了臭味，即使用市场销售的除臭剂喷洒身体，也无法消除这种臭味。

原本应该作为尿素排出体外的氨，以汗液的形式排出人体，这对于身体而言可以说是异常状态。而且当内脏，尤其是负责代谢的肝脏功能下降时，就会发生这样的现象。

导致这种肝功能下降的一个原因就是"隐性疲劳"。我们知道，肝脏对持续进行肌肉运动之类的行为时可见的氧化压力、信使核糖核酸（mRNA）的残骸等会产生过敏反应，而一直处于慢性疲劳之中的话，渐渐地肝脏的功能也会下降。

并不是说人只要疲劳了就一定会产生疲劳臭，它经常发生在肝脏不好的人的身上，如果自己的汗液发出了刺鼻的氨臭，这种情况就需要注意了。

反而更疲劳了?! 错漏百出的疲劳恢复法

在这世界上，声称有助于疲劳恢复的食品、健康用具比比皆是。

然而，就像前言里论述的那样，世上流传的疲劳恢复法，好多是完全没有科学依据的。其中，有的方法别说缓解疲劳了，甚至反而会积累疲劳，助长"隐性疲劳"，因此必须小心注意。

我们将用最新医学来检验迄今为止被认为是"疲劳恢复王道"的 5 个方法，并在这里指出其中错误的"常识"。

错误 1 "喝营养饮料可以消除疲劳"

应该有很多人喝了营养饮料，会有"头脑变得清醒畅快，不由得打起了精神"，仿佛疲劳减轻了一样的感觉。从命名为"营养饮料"这一点来看，也会觉得这些饮料看起来就有疲劳恢复的效果。

但实际上，在市面上诸多营养饮料之中，没有哪一种饮料被证明具有疲劳恢复效果。

即使是从医生的立场来看饮料的成分，也不得不说，喝了之后会缓解疲劳的可能性是极低的。

"牛磺酸"是经常能在营养饮料中看到的成分。厂家仿佛竞争一般，在标签上写下"含有牛磺酸×××× mg"之类的标语，形成一种含量越多好像就越有效的氛围，然而这个牛磺酸也是一样，科学尚未证实它对人具有疲劳恢复的效果。

看营养饮料的广告，确实会让人感觉"喝了就会有精神了"。但是，请再仔细确认一遍。所有营养饮料的广告里，直截了当地说"使你从疲劳中恢复过来"的，一个也没有。

营养饮料的标签上同样也写了"肉体疲劳时的营养补给""滋养强壮"之类的话，但没有哪一种清楚地写明"具有疲劳恢复效果"。

个中缘由，依旧是背后缺乏科学的论证支持。如果没有证据却声称有"疲劳恢复"的效果，那么就会违反《医药品医疗器械等的法律》（旧药事法）。

那么，为什么一喝营养饮料就会感觉疲劳一扫而光呢？主要是因为多数营养饮料里含有的微量酒精以及咖啡因的觉醒作用。拜其所赐，可能"疲劳感"是被减轻了，但酒精、咖啡因依旧不具备疲劳恢复效果。

营养饮料，在考试前临阵磨枪等需要保持觉醒状态的场合，确实也有发挥作用的时候。但是，那种作用终归不过是"暂时掩盖疲劳"。每次饮用都感觉疲劳消除了，最后变成要一直依赖营养饮料度日的状态，这样一来反而会招致"隐性疲劳"，这一点希望人人能够铭记在心。

错误 2 "泡在热乎乎的温泉里，可以从疲劳中恢复过来"

日本人非常喜欢泡温泉。正如有"温泉疗养"这样的说法，自古以来，温泉也被用于治疗疾病。

但遗憾的是，稍有不慎，泡温泉不仅不能帮助缓解疲劳，反而有可能增加疲劳。

最应该注意的是温泉水的温度。网络上有像"哪里有热温泉"这样的信息整理类网站，由此可知人们非常关心"泡热温泉"这一话题。确实，泡进热腾腾的温泉水里，人就会不由得全身舒畅，但是实际上这么做是错的。泡进热水中时，脑会分泌出快感物质，人只是在其作用下感觉很舒服罢了。

从疲劳这一点来看，洗热水澡反而会积累更多的疲劳。声称"温泉旅行时总觉得睡得很香"的人也是这样，睡得香不是因为消除了疲劳，而是因为在热水里泡过之后身体变得疲乏了。

这绝不是我仅凭个人经验得出的结论。

以前，在 NHK 的《老师没教的事》节目上，我做过一个实验。首先，请受验者在热水里泡上 15 分钟。接着暂时从热水里出来，过一会儿之后再次进入热水里依旧泡上 15 分钟。之后，采集受验者的血液，测量血液中作为疲劳指标的"疲劳因子 FF"（详情后文待述），结果是它的比例有所升高。也就是说，出浴时的身体变得疲惫了这一点得到了科学的验证。

那泡澡是不是无法减轻人体疲劳呢？并非如此。虽说"洗热水澡会助长疲劳"，但倘若温度下降一点的话，反而能发挥有益的作用。例如，在 40℃左右的温热的水里洗个 8 ～ 15 分钟的半身浴的话，人体的副交感神经就会占据优势地位，就可以产生血流畅通、疲劳减轻的效果，因此，请一定要试一试。

错误 3 "运动能消除工作的疲劳，让人恢复精神"

健康意识强烈的人，总想着尽可能去运动。无论多么忙碌，下班后去健身房都是不可少的，假日也要花上半天锻炼身体，习惯性地做运动，这样的人也是有的吧。

运动运动，挥汗如雨，再冲个澡，种种操作之后，心情会变得轻松愉快，感觉仿佛每天的压力都已经释放出去了。

然而，这也是脑内的兴奋物质、快感物质之类的所起的作用。

虽然有"跑步者的愉悦感"(runner's high) 这样的说法，但是如果持续进行像长跑这样激烈的运动，在某个时间脑中就会分泌出名为内啡肽、大麻素的物质，心情就会变得爽快。至于为什么会产生这样的反应，一般认为这是出于动物在拼上性命战斗的时候，暂时为消除"疲惫感"和"疼痛"而产生的防卫本能，结果就产生了兴奋与快感。这仅仅是让"疲劳感"得以减轻，而某些疲乏并不能因此消除。也就是说，脑无法感知实际的疲劳，人便会处于"隐性疲劳"稳稳地积累起来的危险状态之下。

详情留待后文叙述，在此先说一句，运动产生的疲劳也罢，案头工作的疲劳也罢，人际关系中产生的疲劳也罢，所有的疲劳的根源都是一样的。"身体疲劳""精神疲劳""眼睛疲劳""大脑疲劳"，像这样认为使用的部位本身存在疲劳的人，我想是有很多的，然而通过最新的疲劳医学我们已经得知，人们承受着的一切种类的疲劳，都是由于脑内"自主神经"的疲惫而产生的。

举个例子，工作结束后去健身房的话，就会在工作的疲劳之上又添加了运动产生的疲劳……所有的疲劳像做加法一样不断增加。

所谓适度运动，是维持健康不可欠缺的，因此对于预防生活习惯病（即成人病，日本为促使人们对不良生活习惯进行改善，将成人病改称生活习惯病。——译者注）也是有效果的。但是，甚至在疲劳的时候还勉强自己运动，这是完全没有必要的。越是性格认真或者意志坚强的人，越容易给自己制定"每天一定要步行30分钟"等规则，而这样也会导致"隐性疲劳"。本应该是为了健康而运动的，结果却因为"隐性疲劳"而病倒了，再没有和这一样讽刺的事了。

错误 4 "如果精神上觉得很累，通过喝酒能彻底消除疲惫"

既然生活在社会这一框架内，那么主要由人际关系带来的精神压力，是没办法逃避的。

如果是能喝酒的体质，在工作上遇到失败、无法取得他人的理解的时候，也会产生"为了消除郁闷，一个人去喝喝酒吧"的念头吧。

确实，去喝酒，与朋友愉快地聊天的话，可能精神上会感到快乐。能向他人倾诉苦恼，心情也能平静下来，感到自己被治愈了。

不过，从疲劳的观点来说的话，因压力等而产生的疲劳是不能够通过喝酒来消除的。相反地，摄取了酒精，就使得肝脏等内脏承受相应的负担，增加了新的疲劳。

总之，疲劳的时候假如喝了酒，毫无例外最后会变得更加疲劳。

尽管分解酒的能力因人而异，但基本上酒精具有使情绪短暂性高扬起来，麻痹疲劳感、自主神经的作用。

这依旧可以说是一种使人陷入"隐性疲劳"的触发器。

由于精神压力而感觉到疲劳时，可以的话，不要喝酒，还是待在家里好好地休息更能使人从疲劳中快速恢复过来。

另外，有人认为"还是喝酒好，因为能让你睡得香"，这是一个很大的错误。

在酒精的作用下脑陷入麻痹之中，这种状态与正常的睡眠相差甚远。与其说是睡觉，还不如说是脑中枢麻痹之后丧失了意识更合适吧。脑麻痹之后，恢复需要借助睡眠实现的疲劳进程也基本上停止了。睡眠周期也打乱了，即使是在让脑获得休息的 NREM 睡眠期间，深度睡眠阶段（阶段 3—4）也会显著缩减，人就会在与优质睡眠相距甚远的状态下度过一夜。

还有，自主神经被麻痹了的时候，睡眠周期也会崩坏，深夜睡不着，第二天又很早就醒了，这样的情况也有很多。由于仿佛失去意识一般倒头睡着，早上很早就醒了，因此很容易误以为自己"睡得很好"，实际上与几乎没睡的状态是一样的，疲劳会逐渐蓄积起来。

错误 5 "在疲劳的日子里，吃鳗鱼或者烤肉可以恢复精力"

感觉到疲劳，为了明天想要养精蓄锐——这么考虑的时候，脑海里浮现出的选项之一是不是"能量餐"呢？

肉、鳗鱼……这些食材被认为大快朵颐一番就能够补充精力。应该有很多人都想在疲惫的时候好好吃上一顿。

但是，所谓"能量餐"之中，被认定具有疲劳恢复效果的食材，实际上几乎不存在。

何止如此，吃烤肉时吃下油腻的肉，吃下脂肪浓厚的鳗鱼，这样一来，为了消化这些物质而对内脏造成了负担，最后就变得更加疲劳了。

可以说这就意味着，倒不如尽可能地吃不造成胃肠负担又好消化的食物，这样疲劳更不容易累积起来。

但是为什么自古以来就为了补充营养、强身健体来食用"能量餐"呢？这就关系到过去的饮食生活了。

从人类诞生一直到大约 70 年之前，日本的食物是绝对算不上丰富的。那个时候，很多人因为连维持身体必需的能量都无法充分摄取，因而受到营养失调型疲惫的腐蚀。对那样的人们来说，吃下脂质充足的高能量食品，是对疲劳恢复最有效的就餐行为了。

但是,对于不愁吃的现代来说,首先,这样的营养失调型疲劳就不会发生。因此,为了疲劳恢复硬要吃下富含脂质的食品,这种行为是完全没有必要的。

顺带说一句,要说为什么鳗鱼会加入"能量餐"的行列,那要归功于鳗鱼里含有的营养素。从前由于粮食不足,因此也无法充分摄取维生素 A、维生素 B1 等身体必需的维生素。而且,出于这个原因而患上脚气病等疾病的人很多。由于鳗鱼富含人体必需的那些维生素,人们认为吃鳗鱼能预防脚气病等疾病。也许从那以后鳗鱼就成了"补充精力"的惯用选择。

第二章

发觉的时候已经晚了，

"隐性疲劳"的恐怖之处

最新医学的结论是"脑是所有疲劳的原因"

从这里开始，我们更加接近"隐性疲劳"的真面目了，在此之前，关于通过最新医学得以真相大白的疲劳机制，有必要先讲解一下。

在第一章里已经略微触及了这个话题，所有疲劳的原因，只有一个。

那就是，脑中的"自主神经中枢"变得疲惫了。

案头工作、运动、眼疲劳、精神上的疲劳、压力、睡眠不足……所有的疲劳，都是由于"自主神经中枢"的疲劳而产生的。

自主神经是调节人体生命活动平衡的神经，控制着呼吸、心搏、体温、血液循环、消化吸收等等为了生存必不可少的种种生理现象，身体几乎所有的器官都受到自主神经的干涉。自主神经可以说是全身的"指挥部"。

从生理学角度解释的话，自主神经分为交感神经与副交感神经两种。

交感神经在让身体活跃地活动起来的时候开始工作。例如运动的时候，心搏数会增加，血压会上升，会冒汗，呼吸会变快。这些就是交感神经的兴奋所发挥的作用。相反，身体放松，处于平稳状态的时候发挥作用的是副交感神经。在睡觉、进食时，副交感神经作用于身体，进行活跃胃肠功能、抑制心肺功能等调整工作。

而且，这样的自主神经的活动，全部都是由"自主神经中枢"控制的。

那么，为什么所有疲劳的原因都在于这个"自主神经中枢"呢？

"运动的疲劳也好，工作的疲劳也好，全都一样"，我想，仅仅这么说，体感上也还是怎么也理解不了，因此，就在此处告诉大家最新医学的研究成果吧。

对疲劳的研究中最费功夫的是排除"疲劳感"这种存在个体差异的感觉，思考如何将疲劳本身定量化。

由于要对疲劳进行定量化处理，就有必要客观地评价作为疲劳定义的"身体上或者精神上表现下降的现象"是在身体的哪个部分、多大程度上产生了影响。

在由我主持的"抗疲劳项目"中，曾做过这样的负荷实验：以健康的男性和女性共 96 名作为研究对象，在对他们施加 4 小时的运动负荷或者 4 小时的精神负荷后，测量此时哪个部位产生了什么程度的疲劳。

接着，运用多个客观显示身体状态、变化的指标的"生物标记"，来测量肌肉、内脏、血液、呼吸组织等受到的损害。

结果可知，拳击、深蹲等一部分激烈的运动除外，在骑自行车、慢跑这种程度的有氧运动中，身体的肌肉基本上没有受到损伤。尽管如此，受验者自诉在激烈的运动之后与在骑自行车或者慢跑之后产生的"疲劳感"是一样的。通过这样的实验我们得知，运动时的疲劳与肌肉的损伤未必相关，并非"肌肉本身累了"。

那么，疲劳的真面目究竟是什么呢？

究竟是什么地方累了呢？

研究团队所寻求到的答案就是"自主神经"，这个位于间脑的部位里，大约比乒乓球稍大的器官。

正如前文所说的那样，自主神经控制着生存所必需的功能。假如自主神经休息了，哪怕只有一瞬间，心搏、呼吸都会混乱，血液的流动会停滞，生命也将无法维持下去了。所以自主神经是 24 小时，365 日，一秒也不休息地持续对我们的身体发出指令。

如果平稳的状态一直持续下去，自主神经也还能照常运转持续发挥功能。然而，在人进行运动、案头工作等对身体施加负荷的行为时，为了应对这种状况，自主神经就要忙得不可开交了。

实际上，从自己家快步走到车站的时候，仅仅步行 100 米，心搏就会变快，呼吸也会大大加快。步行 500 米的话，为了抑制体温上升，就会"哈——哈——"地呼出热气，流汗，下意识地散热吧。

而且，即使是步行同样的距离，在气候宜人的初春与盛夏的炎炎烈日下，人的疲劳程度也是完全不一样的，这一点人人都体验过吧。明明运动量相同，疲劳程度却不一样，这是因为调节体温的自主神经承受的负担不一样。也就是说，运动的时候消耗最激烈的不是肌肉，而是自主神经中枢。

自主神经中枢也不能够一直保持 100% 出力的状态。满负荷运转的时间越长，以及气温等环境条件越严苛，自主神经就消耗得越多，功能也就下降得越厉害。

并且，运用 PET（阳电子放射断层摄影，positron emission tomography）的研究中，也发现了这样的人体结构：在自主神经经过消耗后变得很疲惫的时候，有关信息就会从自主神经传递到脑的"眶额区"这一部分，人就会将其理解为"身体疲劳了"的疲劳感。也就是说，在眶额区那儿，从自主神经处发送过来的"自主神经疲劳了"这一信息硬是被改写成了"身体疲劳了"，为了不再继续运动增加自主神经的负荷，防御性地发出了 SOS 的信号。

活性氧伤害了自主神经，人会感到疲劳

那么，到底为什么自主神经中枢会逐渐消耗，并引起功能下降呢？关于这一点，看看细胞水平引起的现象便能够理解了。

关键之处在于"活性氧"。

人在活动的时候，肌肉、脑内等所有部位都要用到大量的氧气。自主神经也一样，一边消耗氧气一边工作。在这样消耗氧气的过程中，被消耗的氧气中的 1% ~ 2%，在体内变化成了"失去电子的不稳定的形态"。这就是活性氧。

缺少电子的活性氧，试图从细胞等处夺取电子来得到稳定。这样一来，这次是电子被夺走的一方变得不稳定了，无法发挥正确的功能。这就称作"氧化"。

出于活性氧的缘故发生了氧化之后，细胞便转变成无用的状

态，无法发挥原本的作用。这样氧化的细胞数量越多，器官全体的性能就会越差。自主神经也不可避免，由于从活性氧那儿受到的损害，最后功能也会下降。

那么，是不是只要在呼吸，细胞就会不断氧化呢？倒也并非如此。身体中备有保护细胞不被活性氧侵犯的系统，通常情况下不会发生细胞受伤害这样的事。

然而，在激烈运动、长时间案头工作、感到很大的压力等情况下，随着氧气吸入量的增加，活性氧的数量也在不停地增加，就会超过保护细胞的系统能够处理的数量。就这样满溢出来的活性氧，在其影响下自主神经的细胞失去效用受到伤害，这正是我们"疲劳"的根本原因。

运动后疲劳的不是肌肉而是自主神经中枢

举例来说，在健身房跑上 30 分钟。根据我们的研究，即使做了 4 小时的运动，对于肌肉基本上也不会造成损害，因此，运动 30 分钟，肌肉自身大体上并不会受伤。尽管如此，所有人应该都会因为跑步而产生"疲劳感"，只是程度不同罢了。

因为在跑步的时候，自主神经满负荷运转，以秒以下时间单位持续精确地控制着心脏的跳动、呼吸、血液的流动等等。自主神经的活动量越大，就有越多的氧气被消耗，产生的活性氧的数量也会越来越多。而且，如果气温、湿度升高，深部体温就很容易上升，因此，为了排汗、降低体温，自主神经就会被过度使用。

顺便一说，作为与肌肉有关的"疲劳物质"，从以前就被当成众矢之的的是乳酸。在进行过激烈的运动等情况下，肌肉中的乳酸会堆积起来，由此造成肌肉疲劳，有很多人听过这样的说法吧。

然而，这是完完全全的误解。

在运动肌肉的时候，需要用到消耗氧气生成的能量，而进行激烈运动的时候，氧气对身体的供给是跟不上这个速度的。因此，代替氧气被当作燃料使用的是糖原和葡萄糖，它们在变成能量的过程中产生的便是乳酸。

一般认为，乳酸在肌肉里堆积之后，肌肉便无法自如收缩，引起疼痛、炎症等症状，因此乳酸似乎也渐渐被说成是疲劳物质。不过，虽说乳酸增加了，身体却没有变得疲劳。根据最新研究可知，乳酸反倒是保护细胞免于疲劳的，被作为疲劳恢复的能量派上用场。

案头工作使自主神经中枢疲惫不堪

只有人类这种内含额叶的大脑皮质发达，且搭建了高级神经网络的生物才会从事案头工作。之所以这么说，是因为案头工作要求具备高度的注意力及注意分配力。例如，像从事开车这样需要分配注意力的行为时，额叶就活跃起来了。然而，这样支配额叶活动的指挥部依旧是自主神经中枢。

自主神经中枢为了维持紧张状态，使交感神经占据优势地位以维持注意力。运动的时候，也是自主神经的功能使大脑皮质与其神经网络得以活跃。

交感神经占据优势地位，保持紧张状态，这会使自主神经变得疲惫不堪。尤其注意力越是高度集中，自主神经的神经细胞的活动就会越强烈，消耗的氧气越多，释放出的活性氧也会越多。

特别是在面临生命危险的紧急情况下，数秒之间自主神经就会变得疲惫。即使是一流的棒球选手，在投手摆出侧身投球的静止姿势之后，如果2秒钟之内没有投出球，大部分的击球员就得先离开击球员区一下。相扑运动中力士摆好姿势站起来后，如果对峙超过2秒还没有出手，也会倾向于双方先暂时分开一下。总之，交感神经占优势地位状态下的极度紧张，会使自主神经在一瞬间变得疲惫不堪。

这一点其他的动物也是一样。连像狮子这样的食肉动物，也只有在狩猎的时候才进入紧张状态，其他多数时间是让自主神经好好休息，精神放松地度过的。

尽管在从事案头工作的时候，由于生命不会受到威胁，神经并没有达到极度紧张的程度，然而在非常紧张、集中注意力地工作的时候，自主神经最后还是会变得筋疲力尽。

年幼的孩子玩着玩着马上就不想玩了，是因为注意力的极度集中。能够一边观看假面骑士一边把自己代入为主人公，也是由于小孩子具有高度的集中力。不过，孩子能有这种集中力，正是因为他们拥有父母在身旁守护自己的安全感。由于大人必须依靠自己保护自身安全，因此无法像小孩子那样将注意力集中到单独一件事物上。如果成为母亲，必须注意的不仅仅是自己，还有孩子的安危。因此，人年纪越大，与其说集中注意力，不如说更重视注意力的分配，为了保持一定程度的紧张感而变得擅长"偷懒"。所以，小学一节课是 45 分钟，初中与高中是 50 分钟，大学则变成了 90 分钟。而且，进入社会之后，午休时间即使能休息一会儿，需要保持紧张状态的时间也长达 4 小时之久。

也就是说，紧张感的程度越高，自主神经就越疲劳，而巧妙地分配注意力，将紧张感控制在越低的程度，自主神经的功能就越持久。

眼疲劳的原因也在于自主神经中枢的疲劳

　　眼疲劳，目前为止都被认为就是"眼睛疲劳"，尤其是调整晶状体的厚度、进行对焦的睫状肌的疲劳。但是，根据最近的研究，人们已经弄清了一件事：这个机制与自主神经在很大程度上是有关联的。

　　例如肉食动物在追捕猎物时，必须一边让交感神经占据优势地位，维持着高度紧张的状态，一边眺望远处找出猎物。即便是食草动物，用餐的时候为了保护自己不被肉食动物攻击，也必须一边注意着远处一边维持着紧张状态。也就是说，从解剖学角度来看，动物是通过脑在交感神经占据优势地位而维持紧张状态期间使眼球晶状体变薄来眺望远处的。

　　而另一方面，对母亲来说，在一边喂奶一边凝视婴儿的这段时间，因为副交感神经占据优势地位而使脑得到放松。脑在放松的时候，眼睛的晶状体会变得很厚，能看清近处。

换言之，从解剖学的角度来说，动物的身体机制是按照在脑处于交感神经占据优势地位的状态下将焦距拉远，在脑处于副交感神经占据优势地位的状态下将焦距拉近的原则来设计的。

但是，人类 50 万年的历史之中，仅仅限于在近数十年里，才形成了这种局面：只有人类是必须看着近处干活的。从太古时期开始，人类应该也和其他动物一样，是看着远处干活的。可是在这数十年中，人渐渐开始被要求从事面向电脑、书桌的工作。

也就是说，尽管脑必须让交感神经占据优势地位，眼睛却因为要看着近处而必须让副交感神经占据优势地位，这一矛盾就此产生。这正是眼疲劳的真面目。

证据就是，在平时从事案头工作等看近处的工作的人群里眼疲劳案例比较多见，而在从事看远处的工作的人群中几乎没发现眼疲劳的案例。

人在进行电脑操作时，自主神经中枢为了让人看清近处，向睫状肌发送了副交感神经的刺激。然而，脑的自主神经如果不能保持交感神经占据优势地位的状态，就无法保持紧张感，也就无法从事高强度的工作。要求自主神经中枢一方面令脑维持着交感神经占据优势地位的状态，另一方面又单单对眼睛持续发出副交感神经的刺激。这个在自主神经中枢中发生的矛盾正是眼疲劳的原因。

实际上，产生眼疲劳的多数患者，也会产生肩酸、头痛、头部沉重感、全身倦怠感、上火、头晕等与自主神经功能失调（即植物神经紊乱症。——译者注）一样的症状。因此，即使想用眼药来解决眼疲劳问题，也无法期待它能产生根本性效果。由于自主神经疲劳的时候一部分人也会产生干眼等症状，若只是在眼干的时候使用眼药进行对症治疗，倒也是可以的。

现在，在实验上，已经运用了这个眼疲劳机制，也确立了客观测定眼疲劳程度的方法。自主神经的矛盾，换句话说，就像是让肱二头肌（负责弯曲手臂）与肱三头肌（负责伸展手臂）同时收缩一样的冲突。长时间向眼睛输送副交感神经的刺激，同时将脑置于交感神经占据优势地位的紧张状态，因此，将刺激从脑传递到调节眼睛晶状体的睫状肌的副交感神经很快就发生像痉挛这样的异常状况。已经能够通过对睫状肌活动的频率进行解析，将这种异常作为副交感神经的异常动作电位数进行定量化处理。尽管现在这种方法还只是运用在眼疲劳的临床试验上，但可以预测在不远的将来，也能运用于普通的眼科检查。

不知道自己累了……"隐性疲劳"的恐怖之处

究竟为什么我会强烈意识到"隐性疲劳"的可怕了呢？契机在于某次采访。

我在以前负责过劳死诉讼案的律师朋友的介绍下，得到了与过劳死者的亲属直接对话的机会。

亲属们曾经不约而同地说出了这样的话："从大清早一直工作到深夜，明显已经很累了，本人却基本没说过'好累啊'之类的话。从未倾诉过自己的疲劳……"

虽然疲劳已经累积到了快要人命的程度，却没有告诉最亲近的家人，这种事非常不可思议。

这也许并非本人自己忍耐而不对人倾诉自身的疲劳，说不定是本人也没有意识到自己已经很疲劳了呢。不是有一类疲劳是自己无法察觉的吗？……我这样考虑的时候，注意到了"隐性疲劳"的存在及其风险有多高。

为什么疲劳会累积到让人丧命的程度呢？其中的机制，也已经能够通过最新医学弄明白了。

实际上，在地球上所有的生物之中，会"过劳死"的只有人类。

举例来说，被称为百兽之王的狮子，无论肚子多么饥饿，一旦察觉到"疲劳感"，就会毫不犹豫地停止追捕猎物，让身体得到休息。然而人类呢，对身体发出的悲鸣毫无察觉，依旧持续劳作直到身子垮掉。

为什么会存在这样的差异呢？

脑中额叶这个部位的大小，成了解读这个问题的关键。

人类的额叶，非常发达，其他物种的额叶均无可比拟。就像这个名字所显示的一样，额叶位于头部前方，从眼睛之上到发旋周围的脑颅之中，承担了思考、创造、理论性、社会性、意志、成就感等等高级的认知功能。额叶是"脑的最强中枢"，是宛如管弦乐队指挥一般的存在。人类能够进化到如今的水平，很大程度上依赖于额叶的发达。

正如之前所说，所谓疲劳这种感觉，是 SOS 信号被从自主神经发送到脑里名为"眶额区"的部分，在眶额区的作用下被翻译成面向全身发出的警报——"疲劳感"，使人们能够借此认识到它的存在。可以推测出，这大概无论在哪种动物的脑里都是一样的。

我们知道，这个"眶额区"，位于额叶涵盖范围之内，很大程度上受到额叶的影响。人脑，由于额叶异常发达，有时会无视眶额区特意发出来的警告。

若要再以生理学的观点追加解释，那就是"眶额区"送来的疲劳的数据在到达额叶的时候，如果恰逢多巴胺、β 内啡肽等快感物质、兴奋物质被不断分泌出来的状态，这些物质会瞬间抹掉来自"眶额区"的警告，人就无法以"疲劳感"的形式认识到自己的疲劳了。

我们专家将这种状态称为"疲劳感的遮蔽"。而且这才是"隐性疲劳"的真面目。

人类以外的动物，额叶并没有发达到那个程度，"眶额区"还很强势地保留着发言权。因此身体能毫不迟疑地接受判断，狮子就不去追捕猎物了。正因如此，动物们才不会陷入"隐性疲劳"，也不会过劳死。

为什么人脑里会有这种遮蔽疲劳的系统呢？虽然还不能得出正确答案，但还是可以推测一下的。也许这个系统是为了以前的人类在从事狩猎等活动的时候，能够瞬间消除疲劳感更快地行动而发达起来的吧。

这种功能一直持续，留存到了无须进行狩猎等行为的现代，我认为原因在于"欲望"。

至于额叶，也控制着所有欲望。食欲、性欲、名誉欲、金钱欲……额叶大小也是这些欲望大小的表现。

由于活着的目的不知不觉从生存转移到了"满足欲望"，人类发生了进化，科学得到了发展，才有了今天的文明。另一方面，与生存相比，为了满足欲望的活动机会也增多了。例如现在，我们对于出人头地的期望，与其说是为了活着，不如说更多是因为"想要过上更好的生活""想要得到地位和名誉"之类的欲望。追求这样的目的时，要是察觉到了自身的"疲劳感"，人就无法充分地行动了，因此冲着满足欲望这一报酬，充斥着高扬感与兴奋感，遮蔽了"疲劳感"的系统才能够维持下来吧。

这样一想，"隐性疲劳"有可能是人类的贪婪所产生的副产品。

"隐性疲劳"成了大病的导火线

我现在是日本的大学中唯一的疲劳医学研究室的负责人，但在临床上，从医科大学毕业之后，我曾是大阪大学的精神科医生。

而且，我虽然是个精神科医生，但也有与猝死这一现实面对面的经验。

猝死方面，最多见的是进入躁郁症的"躁"状态而引发的案例。活动水平上升得过高，放任不管的话，人会两三天不眠不休地持续行动。而且有时患者自己还没有意识到疲劳感，就猝死，即过劳死了。如何处理这种叫作"脑的过分活动"的症状呢？这是无论哪个精神科医生都要直面的难题。造成过分活动的原因是脑中分泌出了快感物质——多巴胺系的激素。激素发挥了作用。也就是说，在结构上，发生了与"疲劳感"被遮蔽起来的"隐性疲劳"差不多相同的事。

即使没有患上躁郁症这样的精神疾病，就算是健康的人，也有可能因为"隐性疲劳"而猝死。

在第一章里，关于"跑步者的愉悦感"我已经说过了，而在其他的场合，比如若是忘我地运动，或是满怀干劲地工作，有时也会觉察不到"疲劳感"而持续不停地积极行动。一次或两次的话没什么特殊的问题，但若是一再重复这种状态，"隐性疲劳"就会不断累积，有时就会迎来猝死这样最糟糕的结局。

疲劳会给身体带来各种各样的恶劣影响。

例如，生活习惯病。尤其是糖尿病，它被看成是与自主神经关系密切的疾病。

在"疲劳感"被遮蔽这样的过分活动状态下，自主神经进入交感神经占据优势地位的模式。这样一来，作为为了让活动进一步持续下去而使血糖值降低的激素，胰岛素的分泌受到了抑制，糖会遍布身体各处。一般认为，如果长期处于这样的状态，很容易导致高血糖，Ⅱ型糖尿病的发病风险也会升高。

而且，如果长时间疲劳不断蓄积，内分泌代谢和免疫系统就会代替功能下降的自主神经承担其职能的一部分，但倘若这个内分泌代谢和免疫系统长期承受着这种负担，很快就会引起激素异常或代谢异常，免疫力也会下降。已为人知的结果就是，身体会变得很容易就受到感冒等疾病的侵袭，甚至连癌症的发病风险也会升高。

　　下列疾病，有可能是疲劳这一原因导致的。我选出了具有代表性的疾病，但可以设想到除此以外"隐性疲劳"也与各种各样的疾病有关联，它可以说是万病之源了吧。

- 脑出血
- 心肌梗死
- 癌症
- 高血压
- 糖尿病
- 胃炎等内脏疾病
- 自主神经失调症
- 认知症（即痴呆，厚生劳动省改称痴呆为认知症。——译者注）
- 花粉症、荨麻疹等过敏症

　　为了避开这些最坏的事态，就必须好好地观察自己的疲劳，尽力预防"隐性疲劳"。

　　为了客观地认识"疲劳"而不是"疲劳感"，已经开发出几种技术并逐步推广应用。利用人类疱疹病毒的方法已经说过了，这里我再介绍一种方法。

疲乏时体内就会增加的"疲劳因子 *FF*"

作为疲劳根源的活性氧使细胞生锈的时候，在从氧化的细胞里产出的老废物质的诱发下，产生了几种蛋白质。

这些蛋白质被统称为"疲劳因子 FF（fatigue factor）"。顺带说一句，fatigue 翻译过来是疲劳的意思。

2008 年我们就已经知道这种因子的存在了。正是由前文所述的进行人类疱疹病毒研究的近藤一博教授的研究团队发现的。

在研究中，让小鼠通宵不睡，进行激烈的运动，并施加负荷，之后，对其脏器进行详细的检查。结果，某种蛋白质被查出达到了平时 3 ～ 5 倍的量，至于在肝脏、心脏部位甚至达到了 10 倍的量。这就是"疲劳因子 FF"。

更有意思的是，给精力充沛的小鼠注射"疲劳因子 FF"之后，直到那时都还在充满活力一圈一圈地转着车轮的小鼠，转眼间就像花儿枯萎了一般停止了运动，最后竟变得不能动弹了。

这个研究标明：人疲劳的状态越严重，体内"疲劳因子·FF"增加得就越多，而且"疲劳因子·FF"本身成为人能察觉自身"疲劳感"的原因。

这样一来，迄今为止都含糊不清的"有多疲劳呢？"这个问题，就可以通过检测"疲劳因子·FF"的数量做出客观的判断了。

在人体疲劳的时候，"疲劳因子·FF"在血液中的含量也会增加。如果利用这一点，通过采集血液，检查"疲劳因子·FF"的数量，与平时数量进行对比，也就可以实时判断自己有多疲劳了。

使用这样的调查方法对疲劳程度进行测定，这在思考劳动者健康管理问题的劳动卫生领域受到了广泛的关注。

近年来，由于巴士司机的长途驾驶引发的事故成了问题，政府曾着手于制定防止过劳驾驶对策，而对驾驶造成巨大影响的疲劳的症状还是存在的。那就是视野变窄。

人类接近 90% 的信息是从视觉得来的，庞大的信息总是从眼睛传送进脑。由于隔断这种信息的输入时，脑的处理能力会留有余地，因此想要仔细思考什么事的时候，我们自然而然会闭上眼睛。

处于像"隐性疲劳"一样疲劳不断积累的状态时，大脑还是会减少从视觉传入的信息量，试图尽可能避免更多疲劳累积。能够用眼看见并形成认识的范围被称为"周边注意力视野"，脑变得疲劳的时候，这个周边注意力视野就会变窄，变得仅仅能顾及非看见不可的最低限度的范围。至于除此以外的部分，即使进入了视野也会变成"看不见"的状态，视野的角落、侧面、后面等等基本上都注意不到。

在高速公路上行驶时，相比去路，返程发生的事故更多。其中的一个原因就是在疲劳状态下的驾驶对脑造成了更大的负荷，视野变窄。

希望成为防止这种事故的最后的有力手段的是"疲劳因子FF"的测定。举例来说，对于长途汽车、货车、出租车的驾驶员，如果在就职前测量"疲劳因子FF"在血液中的浓度，应该就可以对有没有过度疲劳、接着是否还有余力尽可能完成工作做出客观的判断。

这样的测定，现在要做的话检查费还是很高昂的，实在是付不起。然而，早晚会出简易装置之类的产品，一旦发售，我们就可以有效地使用它了，比如可以简单地检查一下自己的疲劳程度，告诉自己"疲劳因子FF有点高了，还是休息吧"，等等。

疲劳积累得越多，人也会衰老得越快

运动或压力等外在因素产生了大量的活性氧，而这又会伤害到自主神经，导致产生"疲劳因子 FF"。随着"疲劳因子 FF"的增加，与之相应出现的是另一个有关于疲劳的物质。

这就是"疲劳恢复物质 FR（fatigue recover）"。正如 recover 这个名字的意思，这个物质能修复被活性氧氧化后生锈了的细胞，是疲劳恢复的王牌。

身体如果处于健全的状态，无论做了多么剧烈的运动，睡了一两个晚上之后，疲劳就会得到恢复。能这样从疲劳中恢复过来，依靠的正是这个"疲劳恢复物质 FR"的修复功能。

"疲劳恢复物质 FR"不分昼夜地释放出来，发挥修复细胞的作用。但是白天里，由于人体处于积极活动的状态，很容易产生活性氧，细胞修复的速度追不上活性氧的产生速度。由于损害量比修复量大，疲劳就会积累起来。相反地，如果处于睡眠状态之中，产生的活性氧的数量就少，身体健康的话，修复速度就会超过细胞的崩坏速度。这就是疲劳恢复的原因，基本上疲劳就只能通过睡眠得以恢复。另外，关于睡眠的内容我会在第五章详细说明。

"疲劳恢复物质 FR"的反应性原封不动地表现出了对付疲劳的恢复力。我想，即使是做同样的运动，次日仍有点累的人和几乎一点都不累的人也都是存在的，这和"疲劳恢复物质 FR"的反应性有关系。也就是说在反应性高的人身上疲劳很难残留不消，在反应性低的人身上疲劳则很容易残留不去。

而且，随着年龄的增长，"疲劳恢复物质 FR"的反应性也会下降。与年轻的时候相比，感到"变得很容易疲劳"的一个原因，就是通过"疲劳恢复物质 FR"进行的细胞修复速度变慢了。

顺带一提，在疲劳与衰老之间，还存在着其他的密切关系。

虽然经常说"年纪大了体力不支了"，体力的医学定义迄今为止还很模糊，到底什么是体力，还给不出一个特定的界定。

然而通过近年的研究，我们已经知道了作为显示自主神经活动的指标的"power 值"与所谓的体力基本上可以画等号。

Power 值随着老化而减少。如果将十几岁时的 power 值看作 100，60 多岁时差不多就是 25。简单来说，超过 60 岁的话，power 值就是年轻时候的四分之一，人自然会变得很容易就疲劳了。

就像这样，自主神经的功能由于老化而降低之后，身体控制能力变得迟钝，年轻时轻易做到的事情，如今却要花费成倍的力气。例如慢跑的时候，出汗、呼吸紊乱，以及血压、心搏的上升等症状会比之前更快表现出来。而且自主神经的功能下降了，人马上就会觉得累。

夏天的时候，比起年轻人，老年人毫无疑问更容易中暑，这也是 power 值下降了的缘故。即使处于同样高温的环境里，也是 power 值低的老年人的自主神经首先败下阵来，不能顺利地控制身体出汗、散热。

而且，疲劳的人不知道为什么看上去就是显老，这不仅仅是表情的问题，实际上是人体正在老化的证据。

疲劳与老化，从机制上来看差不多是一样的，双方的产生原因都是活性氧对细胞的攻击。非要区分一下的话，细胞暂时性受到活性氧的伤害，这是疲劳；然后受到的伤害一直无法愈合而变成了伤痕，这是老化。

"隐性疲劳"的状态下，在活性氧造成的伤口被"疲劳恢复物质 FR"治愈之前，又会有新的活性氧产生，伤害细胞。伤口越深就越容易残留不愈，因此疲劳积累得越多，老化的速度就会变得越快。

猝死、过劳死、重病、老化……因为"隐性疲劳"，人生受到损害的风险有多高，请诸位了解一下吧。

/ 第三章 /

疲劳大国日本与不擅长休息的日本人

全民疲劳的社会——日本

　　日本，即使放在世界上看也是屈指可数的"疲劳大国"，这一点诸位都知道吧？！

　　以前我曾是文部科学省的疲劳研究班的一员，根据这个研究团队在 2004 年发起的流行病学调查，我们得知日本人中约有 60% 能自己察觉到一些疲劳症状。

　　而且，即便是作为疲劳恢复的唯一手段的睡眠，好像也不能说人们拥有的已经足够了。根据 NHK 的国民生活时间调查，在 2010 年日本人平日的平均睡眠时间是 7 小时 14 分，与 50 年前相比大约短了 1 小时。放眼世界的话，OECD（经济协力开发机构）发行的《社会一瞥 2009》（*Society at a Glance 2009*）资料上发表了主要国家的睡眠时间。资料表明，平均睡眠时间第一名是法国

8 小时 50 分，其他的主要国家基本是 8 个半小时，而日本是 7 小时 50 分钟，即使放在国际上看也可以说是睡眠时间相当短的国家。睡眠这件事，虽然质量比时间更重要，但一般认为平均时间短这一点仍是疲劳很难恢复的一个原因。

再次，问题在于处于慢性疲劳的人比例很高。

厚生省（现厚生劳动省）在 1999 年以 4000 人为对象实行的流行病学调查显示，超过三分之一的人察觉到了自身持续半年以上的慢性疲劳。而且，2004 年文部科学省的疲劳研究班所进行的流行病学调查的结果也显示出全体调查对象中约有四成正在为自己的慢性疲劳而烦恼。这恐怕是在暗示我们，"隐性疲劳"作为开端，与慢性疲劳息息相关。

要是得了慢性疲劳，就会对日常生活产生不良影响。疲劳累积的话，人就会变得不想动弹，行动也会变得消极起来，这是无论谁都体验过的吧。明明已经休息过了，疲劳也无法消除，从早晨开始就觉得慵懒、倦怠，变得无精打采。

如果壮年时期的一代人身陷此等状况，也会对全体社会造成影响。

在不久前文部科学省的调查中，试算出由日本人的慢性疲劳、"慢性疲劳症候群"造成的国内经济损失已经上升到大约 12000 亿日元。

　　从这个方面来考虑，即使说现代日本是"全民疲劳社会"也不算夸张。而且，疲劳作为侵蚀国家的问题正在妨碍国家的发展。

"您辛苦了"文化与"做得好"文化

勤勉、认真、细致……这是世界上的人们眼中的日本人形象。

虽然有这样的国民性，但因为正像刚才介绍的一样有疲劳感的人的比例很高，在日本社会，疲劳逐渐被视为一种"见怪不怪"的问题。

充分表现出这一点的是寒暄语。

我说的是工作结束的时候，问候一声"您辛苦了"。最近也有尽管刚刚集合却互相问候"您辛苦了"，以此代替见面的寒暄语这样的事吧。

"您辛苦了"这句话，从什么时候开始因为什么被人们使用的呢？众说纷纭，我也说不清楚，但它"寒暄语化"后广为传播，总觉得好像是 20 世纪 60 年代以后的事。

以下是推测，我看说不定就是因为战后经济高度发展中日本人变得越来越忙，疲劳必然也会逐渐累积，所以"您辛苦了"自然而然地就作为慰问寒暄的话渗透到了大众之中。

这种感觉，实际上是日本特有的东西。海外不存在像"您辛苦了"这样的说法。

比如，英语的话，"累了"（即"您辛苦了"中的"辛苦"的本意。——译者注）这样的说法直译过去就成了"tired"。不过，这个单词与其说是形容身心的疲劳，不如说是被用来形容"腻烦了""无聊""讨人厌"等微妙的感觉，有别于日本人日常生活中使用的"啊，好累啊"的语感。除此以外也有"exhaustion"这一单词，但这是表示"疲劳困惫"这种极度疲劳的词，在语感上还是和日本的用词有所差别。

那么，要问在英语圈里工作结束之后会怎么说呢，人们会说"Good job!（做得好）""Well done!（干得漂亮）"等等。在这种语言上的不同中，隐藏着日本与欧美之间的文化差异。

说起来，一方说"累了"，另一方作为回应就说"工作完成得很好啊""您努力工作了呢"，像这样互相褒扬的文化，在欧美社会并不存在。评价说到底是针对本人完成的成果，而不关心工作过程中累不累。

　　日本是在同一民族的人口占全部人口比例最高这种意义上的"单一民族国家"，从古至今，比起争斗，和谐更为受到重视。在日本的历史之中，自然而然形成了"比起结果先评价一下付出的努力吧"这样的协调性价值观，"努力主义"式的评价基准到如今也依旧根深蒂固。

　　另一方面，例如美国是被称为种族熔炉的"多民族国家"，形形色色的民族秉持着各自的价值观组成了一个国家。于是，如果不坚持自己的主张，就会被强加上与本民族不同的价值观，逐渐沦为少数派，力量为之削弱，所以认为主张并维护自己的权利是非常重要的事。为了得到不同文化背景的对方的认可，"结果"是必要的，因此变成了所谓"成果主义"社会。在这样的背景下，从一开始就不存在像"您辛苦了"这样表扬努力的价值观，始终使用的是称赞成果的"做得好"这样的措辞吧。

　　美国人当然也很累。近年来，据说即使算上加班时间，美国人的劳动时间也比日本人的长。然而尽管如此，美国人也绝对不会将"累了"挂在嘴上。究其原因，是觉得说出来没有意义。

　　但是，要说正因为如此美国人也和日本人一样容易患上"隐性疲劳"的话，那就大错特错了。在个人主义的社会只要取得成果，即使休息也不会受到谴责，不会像日本人一样想着"大家都没有休息，我自己也不能休息"。比起本性论，美国人更喜欢合理的思考，累了的时候，即使没有取得成果，也会毫不迟疑地去休息。如上所述，两国想法在根本上有差异，因此过劳死这种事在美国实属罕见。

顺便一提，过劳死即便在英语圈里也是写成"KAROSHI"，保持日语读音的形态，在社会上流通。可以说，有可能成为其元凶的"隐性疲劳"，也还是只在日本才有的糟糕的疲劳形式吧。

"慢性疲劳症候群"让日常生活变得困难

虽然累到过劳死这种程度的人很少，但连美国也仍然存在着为慢性疲劳所苦恼的人。而且，与"疲劳"有关的研究也比日本开始得早。不过研究动机仍旧和日本在性质上有所不同。

有一种叫"慢性疲劳症候群"的病，往往会和"慢性疲劳"混为一谈，但慢性疲劳指的是疲劳累积并成为常态化的状况，与之相对，慢性疲劳症候群是持续了半年以上时间的极度的疲劳感，也表现为肌肉痛、淋巴结肿大、发热等症状，是妨碍到了日常生活的"疾患"。

最早开始对这个慢性疲劳症候群进行研究的，是美国。

1984 年，在内华达州的某个城市发生了这样的事：1% 的市民诉说自己产生了原因不明的全身疲劳。于是国家着手研究，而因为一个城市里一下子出现了这么多倾诉疲劳状况的人，所以抱着"可能原因在于病毒"的观点开始了调查。那时候，研究者起了"慢性疲劳症候群"这个名字，在 1988 年确定了诊断基准。那就是"以生活明显受到损害那样的强烈疲劳感作为主诉症状，这个状态至少持续了 6 个月，而且反反复复"。

日本 1991 年也由旧厚生省组织了慢性疲劳症候群调查研究班，但一般认为症候群牵涉到遗传的要因等方面，错综复杂，因此还没有确立特定的治疗方法。

慢性疲劳症候群可以说是比较新的"现代病"。

顺便说一句，如果你或者周围的人，长时期内感到"像生活明显受到损害那样的强烈疲劳感"，并因此多日在家闭门不出，变得难以打理社会生活，就应该马上去医院和医生谈谈。

以本书主要讨论的"隐性疲劳"为首的疲劳，终归是生理上的疲劳，而"慢性疲劳症候群"是疾患，有必要尽快接受医生的治疗。

人，无法做到 100% 的全力以赴

很多日本人从小时候开始就接受了"努力很重要"的教育。而且，如果看到有不倾尽全力的人，就会认为此人"在偷懒"而以白眼相待。

"无论结果怎么样，总要坚持 100% 地出力，加油。"

如果不去在意这句话会让你感觉"很棒"，那就有必要稍微重新考虑一下了。

原本脑是没办法做到长时间坚持 100% 地出力的。一般认为，无论状态有多好，都持续不到 8 小时。因此，假如一天工作 8 小时的话，即使想拿出 100% 的精力完成全天的工作，也总免不了在某处效率下降的。

而且问题在于，100% 努力的时间越长，对自主神经造成的负

担也越大。让人想要全力以赴的事物，对自己来说，或是乐在其中，或是认为有意义，或是能从中获得成就感。而且就像从刚才起就在说的一样，正是这种充满动力埋头苦干的时候，脑会被蒙蔽，变得察觉不到疲劳感，引发"隐性疲劳"。

越是喜欢工作、麻利熟练地做事的人，就越容易抱着"我对体力有自信，即使工作 10 小时也不累""身体健壮是我的优点，就算一直工作也很有精神"等观点，对自己的健康很有自信。

但是可以说，越是这样的人，"隐性疲劳"累积的可能性就越高。

要想预防"隐性疲劳"，首先要做的就是改变那样的想法。

没有必要总是想着努力到 100% 的程度。

因为，这在脑科学上是不可能的。无论是身体锻炼得多么强壮的人，还是多么不容易生病的人，脑全力以赴运转的时间在生理学上都不会改变，没有超过 8 小时的。

在追求合理性的美国社会，一般认为"人一定会偷懒的"。而且公司的经营者是以此为前提进行商业设计和雇用设计的。对公司职员，不要求 100% 的努力。因为他们知道那样的话公司不久就会倒闭，已经将可能失去花费成本培养出来的人才这一风险考虑在内了。对公司职员，要求的是工作时出 60% 的力，交出

70%的成果。假如对其施加更多的要求，就要用增加职员人数的办法来应对了。

而且，据说，从长远的角度来看，能够说对一件事物"竭尽全力地努力去做"的极限顶多就是3年。迄今为止，我见过许多经营者，但即使是经营上市企业的人，也都不约而同地说"自己真正努力的时间是3年"。恐怕这依旧是脑的极限，如果是不努力3年以上就不会有收获的情况，人们就会认为还是就此终止或者转换方向更有效率。因此，我认为，出于本能或者出于防御性心理，人会感到厌烦，或者转而关心其他事物。

努力本身确实很重要，只是必须避免不顾一切、缺乏中长期预测的埋头苦干。将必须获得的成果与为了成功所花费的时间放在一起冷静地衡量一下，为了不给脑增加负荷，必须做到将"高明的偷懒"编入计划中，之后，即使没有一直100%地出力也足够了。

通勤高峰期使日本人疲惫不堪

之前说过，"美国的劳动时间正在变得比日本的要长"，实际上在日本，在劳动时间之外，还有东西在给人带来极度疲劳。

那就是满员电车的通勤高峰期。

作为汽车社会的美国，上下班时间里并没有产生这么大的压力。驾车造成的压力，与满员电车造成的压力比起来，算是相当轻微的了。即使遇到堵车，也不会像满员电车里那样，发生与他人的身体互相推挤之类的事。

即使放到世界上来看，日本上下班高峰期的交通拥挤也是反常的。每天，乘坐人挤得满满当当的电车，根据不同情况要花 1 小时以上才能到达公司，这种事要是发生在动物身上，确实是会引发胃溃疡的沉重负担。尽管是在早晨，从满员电车里下车时就已经感到精疲力竭，这正是承受了巨大负荷的最佳证明。

不过，不能因此就不去公司。

现实的解决对策，只有早起避开高峰期这一个办法吧。如果避开了高峰期，确实能够减少一天之中的疲劳。但是另一方面，就会削短睡眠时间，不利于疲劳恢复。

那么怎么做才好呢？独自生活的话，可以搬到离公司近的公寓去住吧。但是，这对大部分人来说可能也很难做到。

说到结论，那就是以睡眠质量的提高来弥补睡眠时间减少的损失。关于具体做法我会在第五章详细说明。

平日通勤高峰期的交通拥挤，再加上休息日的时候，日本人还常常进行助长疲劳的活动。

近来，正如"现充"（日本网络用语，指现实生活很充实。——译者注）这样的说法流行了起来一样，年轻人们一窝蜂出门寻找可以用于"ins晒美照"的风景，向同社区的伙伴们展示自己是如何充实地度过闲暇时光的。喜欢运动的人，基于目前"肉体的疲劳与精神的疲劳是不一样的"这样的误解，在健身房等场所艰苦地锻炼，想要消除压力。有孩子的家庭，受到"难得的假日，因此大家不做点什么的话就吃亏了"这样的念头驱使，安排了当天往返的旅行，一大早就要出发。

　　当然，这种度过假日的方法本身也可以使人生变得充实起来，有其积极的一面，但问题在于处在筋疲力尽的状态下却强行要自己行动起来这一点。很有可能，尽管平日的疲劳并没有得到消除，但只要去了那个地方确实就会感到快乐，感觉疲劳被驱除了，然而正如之前就指出的一样，这是个很大的误会，实际上疲劳实实在在地蓄积下来了。

　　为了不造成"隐性疲劳"，必须时时提醒自己，要冷静地判断自己的情况，如果判断出自己累了，即使已经预定了要做什么事也马上取消，在家里好好地休息。

"隐性疲劳"也在悄悄逼近日本主妇

在日本，女性进入社会已经有很长时间了，但在发达国家之中，日本女性处于管理职位的人数所占的比例还是很低，还不能说已经实现了男女平等。原因也有可能在于自古以来"男尊女卑"的时代持续了很长时间。因为这种风潮，认为"女人就该待在家里养儿育女"的人，好像还有很多。

先不说其中利弊，这种想法延伸开去，就产生了"因为主妇只待在家里，所以才会有如此乐观的立场""当然还是工作更累了"等观点。

果真如此吗？

这里，有请某位架空的主妇 A 女士登场，让我们来看看她的行为和心情。

A女士大学毕业后，成了一名护士。30岁的时候结了婚，33岁时怀了孩子，以此为契机辞职了。生下长子之后，她成了全职主妇。她和公婆住在一起，奋斗于育儿事业之中。

护士时代，因为"能够胜任工作"而被高看一眼的A女士，是带头工作身体力行的类型，因为是完美主义者，所以责任感很强，同事们也很仰慕她。而且，在她想象中家务活什么的和工作比较起来或许非常轻松，本人对育儿也怀有一定的自信与理想。

但是，揭开盖子一看，一边料理家务一边照顾孩子，比想象中艰难得多……尽管编制了日程表，却不能按计划执行，像工作那样麻利地完成。A女士深受打击，渐渐就会认为"不能像工作时那样运转自如一定是因为自己在什么地方偷懒了"。于是，她就会为了孩子而更加拼命，竭尽全力。

与婆婆的关系也说不上太好，有时也会被婆婆挖苦，感到巨大的压力。这对完美主义者A女士来说，也是必须解决的"课题"之一。她一直在努力，想方设法也要和婆婆建立起和睦的关系。

以下是某一天发生的事。早晨醒来的时候，不知为何A女士没办法从被窝中爬起来了。无论如何拼命鼓励自己，身体都动不了。就这样持续下去的话不知道会被婆婆说些什么，也会给家里人带来麻烦。虽然心里明白，却还是没有力气。这一天就当作得了感冒，在被窝里度过了一整天，但到了第二天，状况也没有改变，A 女士感到焦虑了。尽管她觉得自己是生病了，勉强起身去看了医生，医生却说原因不明。最终去精神科就诊，被诊断为抑郁症。

家务劳动，育儿压力，婆媳关系的压力……第六感发达的人也许已经发现了，这些全是同样的"疲劳"，给自主神经造成了负担。而且侵蚀 A 女士的毫无疑问就是"隐性疲劳"。

其实 A 女士的这个故事，并不是虚构的，而是实际生活中来我诊所找我商量的患者的逸闻。

在育儿方面，母亲往往会将自己的疲劳等放在第二位考虑，为了孩子而不懈努力。责任感越强，越是完美主义者，这个倾向就越强烈，进入疲劳感被遮蔽起来的状态，想要为孩子竭尽全力。而且，对能力有自信的人，本来就会因为在婆媳关系等方面不顺利而感到巨大的压力。于是会觉得自己很没用，然后总想着做些什么而苦苦挣扎。

现在来阐述一下结论吧。家庭生活、养育孩子有着与工作同等，甚至更甚的压力。

尤其在日本，在家庭中有一股要求女性忍耐的风潮，对此女性也还是倾向于顺理成章地接受下来，因此，如果有疲劳的痕迹，哪怕只是一点点，也必须小心了。勉强自己，想要一直做一个"理想的儿媳""理想的母亲"，越是如此，就越容易陷入"隐性疲劳"之中。

当代是人类历史上最容易疲劳的时代

人类在 50 万年以上的时间里，都是在接近动物的状态下以狩猎为生的。就在这数千年中产生了文明，随着文明的进步，生活发生了急剧的变化。

所谓进化或者适应，基本上是在漫长的时间里缓慢地发生的。因而，人类身上现在也还保留着延续了几十万年的基于过去自然环境的基因。

而且，不仅仅是人，动物遇到违反自然界法则的现象时，会想到"正在发生什么不自然的事"，危机感上升。例如，栖居在自然界里的动物，通过基因水平，知道"树荫下是凉快的"。但是，如果在进入树荫下的一瞬间感到很热，就会提高警惕心，认为"可能有天敌"。也就是说，自然界中本不可能的事物或现象的发生，对动物来说也正是身处险境的信号，所以动物自主神经的紧张就会一下子提高。

实际上，在现代社会，这样违反自然界法则的现象，由于文明的发达，每天都会发生好多次。

例如，在四季温度变化鲜明的日本，为了生活舒适，空调是不可或缺的。假如工作场所里没有空调，公司职员们就会大发牢骚，空调成了理所应当的存在。如果是在令人感觉舒适的温度下工作，工作效率也会上升，人也不容易疲劳。而且，空调的普及也会使国家经济急速地发展起来。比如，新加坡、孟买（印度）、迪拜（阿拉伯联合酋长国），都是靠近赤道，一年到头非常炎热的城市。实际上，在寻常人家和办公场所普及空调之前，这些地区的经济状况非常低迷。原因非常简单，因为太热了，白天谁也不想认真工作。但是，空调在售价便宜下来后迅速普及开来，为此所有人都能够心情愉快地工作，现在这些地区已经以远超日本的速度实现了经济发展。尤其是新加坡，国民人均 GDP 比日本的多一半还有富余，而且正在持续高速增长。引导经济发展，被称为"建国之父"的李光耀（1923—2015）总理曾经做过以下发言：

"有人评价新加坡能够实现急速发展多亏了我的功劳，但真正的功臣可能是空调。如果没有空调，在这闷热的国家里有谁能认真地工作呢？至少是不会有今天新加坡的发展的。"

正如这位李光耀总理所说的那样，依靠文明的发达，空调得以普及，新加坡已经进入了任何人都能享受空调带来的恩惠的时代。

然而，另一方面，空调引发了在自然界本不可能发生的事情。例如，在新加坡，室内控制在 22℃ ~ 24℃ 这样令人舒适的室温，但只要往外走一步，就会暴露在接近 40℃ 的户外空气中。也就是说，每次从办公室或家里出来，都要遭受接近 16℃ ~ 18℃ 的温差。

但是，在原本的自然界，是没有内外温差高达 10℃以上这种事的。自主神经承担着快速应对外界温度变化的职能，但不具备应对 10℃以上急剧温度变化的能力。结果就是，自主神经必须具备的应对能力就要超过在基因水平上所拥有的能力，而要超越那种能力就得承受本不会有的负荷。

也就是说，一方面空调提供了舒适的环境，防止工作效率下降，另一方面，追求应对自然界本不可能出现的急剧的温度变化，结果会让自主神经疲惫不堪，也很容易导致神经失调。

还有一个正在使我们疲劳的东西，那就是网络。

说到网络普及之前娱乐的主角，那就是电视了。虽然电视也和网络一样造成对自主神经的刺激，使人很容易就变得疲劳，但与网络一比较，它所引起的疲劳程度还算是比较轻的。

电视，是人们被动地观看的。对于传来的信息，如果人们感兴趣，就会观看，如果觉得无聊，也能够换台，或者关掉电视。但是在网络上，人们基本上只看自己有兴趣的东西。也就是说一直在进行网络搜索，从看上去有趣的一条信息跳到另一条信息，而很明显的是，网络上的信息数量庞大，并且由于持续实时更新，网络搜索可以算是半永久性的。而且，在接触网络的时间里，人一直在接触自己感兴趣的事物，始终保持着交感神经占据优势地位的兴奋状态。这成了疲劳的原因。

智能手机也会使人的疲劳不断累积

　　在当代的年轻一代身上有个很明显的现象，那就是比起电脑，更喜欢使用智能手机上网。我认为，如今有很多人已经放不下智能手机了，总是不分昼夜地盯着手机画面。

　　当你听到"智能手机带来的疲劳"这种说法时，很有可能想到的就是"蓝光"这个词吧。

　　确实智能手机和手写面板的画面会发出很多青色光。

　　人的眼睛里有名为"内在光敏性视网膜神经节细胞（ipRGC）"的光的受体。此受体发挥着支持生物钟调整的作用，这一点现在已经很清楚了。而且，ipRGC 在各种各样的光之中，对蓝光的反应最为强烈，一旦暴露在蓝光之下，觉醒水平就会升高，这一点也已经通过研究得到了证实。这被视为对睡眠产生不良影响的根据。

对蓝光反应强烈的原因还没弄清楚，根据其中一种说法，这就是从我们连类人猿都还不是的遥远的过去残留下来的进化上的遗物。一般认为，我们那些只不过是小小的哺乳类动物的祖先，是在拂晓和黄昏觅食的。在这个时间段，光中的青色光变少，橙色光变多。因此有这样的说法：为了清晰捕捉世界的模样，必须变得对青色光更加敏感。

确实有报告说明蓝光能让受验者保持在觉醒状态。

但是，智能手机令自主神经疲惫不堪的原因可不仅限于蓝光。例如，在黑暗中盯着手机刺眼的屏幕，这种行为本身就会引起疲劳。光线变暗的时候，眼睛的瞳孔会放大，想要吸收更多光线。在这种状态下，如果看着光，进入眼睛的光的数量就会变多。就算不是在夜间，强光刺激视网膜这种不自然的事态也是"正在发生什么不自然的事"的信号，会令自主神经紧张起来。还有，感觉到光的存在，这在自然界就是迎接早晨到来的信号，自主神经会转换到交感神经占据优势地位的状态。而且，由于在网上能动地汲取自己深感兴趣、高度关心的信息，人会保持兴奋状态，这也依旧会导致交感神经占据优势地位，造成自主神经的消耗。并且，正如上文所说，在交感神经占据优势地位的状态下，看近处事物这一行为会招致眼疲劳。由于反复发生这些伤害，因此，哪怕是在黑暗的房间中看智能手机这一行为，也毫无疑问会招致二重、三重的疲劳。

迄今为止，本书已经解释了"隐性疲劳"对健康的影响，以及日本人如何变得容易疲惫。

接下来，终于迎来了"解决篇"。我们将开始介绍具体的"隐性疲劳"对策。关键在于饮食与睡眠。

第四章

通过饮食拥有对抗疲劳的身体

不要被骗人的"缓解疲劳的食材"所愚弄

"好累啊！"这么想着的时候，你会吃些什么呢？

也许有很多人会依赖营养饮料，但那样既不能减轻疲劳，经常饮用反而会导致"隐性疲劳"，这一点已经介绍过了。

至于烤肉、鳗鱼等"体力食物"，也像之前说的那样，依旧不能期待它们能有什么缓解疲劳的效果。

另外，也有人认为喝咖啡可以消除疲劳，恢复轻松畅快的状态。由于咖啡里含有的咖啡因具有觉醒作用，可能喝了以后会感觉充满活力，但是咖啡因没有缓解疲劳的效果。不过，咖啡里含有绿原酸这种抗氧化成分，我们知道，它很有可能有预防心血管疾病的作用，这就高出其他食物一筹了。而且，也有研究表明，一天喝四至五杯咖啡的话，死亡风险会下降。只要不是"明明已经很累了，还咕嘟咕嘟地喝咖啡来驱逐睡意，强迫自己继续工作"这样的喝法，只是日常饮用的话，咖啡可以说是对健康有益的饮料了。

疲劳的时候想吃的东西也许还有一样，那就是"甜的东西"吧。血糖值下降的时候想要吃甜的东西，这是动物的本能。人类史上，因为在非常非常漫长的时间里，人经常由于饥饿且糖分不足、缺乏精力而陷入疲劳之中，虽然现代社会饮食充足，这种本能还是留存了下来。顺带说一下，肚子饿了血糖值下降的时候人会变得焦躁，据说这也是为了变得富有攻击性以便狩猎捕食。

那么，至于甜食是否果真可以缓解疲劳，我们无法期待有什么直接的效果。因为吃一次甜的东西，为了让急剧上升的血糖值回到平常值，人体会分泌胰岛素，这样的调整又会变成自主神经的负担，所以也有可能反而会造成疲劳的累积。

还有，与饮食有一点不同，我也想谈论一下香烟。

因为伏案工作之类的事情而感到疲劳的时候，就去吸烟室放松一下，有很多这样的嗜烟者吧。可能深深吸入一口烟，会不由得感觉自己神清气爽，头脑敏锐，疲劳也缓解了似的，但这是香烟里含有的尼古丁所起的效果。尼古丁具有觉醒作用，这会令人感觉头脑变轻松了一样。而且，我们知道尼古丁到达脑内之后，人体会释放出快感物质多巴胺。它使人吸烟上瘾，与此同时脑被多巴胺蒙蔽，这与"隐性疲劳"有直接的关系。结论是，通过香烟达到的疲劳感的减轻，可以说完全是骗人的。

香烟也会加快衰老的速度。香烟的烟雾里含有活性氧、一氧化氮、过氧化亚硝酸盐等大量强氧化性的物质，吸得越多，氧化应激就会越变越大。而且，自主神经也会遭受更大的损害，会变得更容易疲劳，老化的速度也会因氧化而加快。

营养饮料、体力食物、咖啡、甜食，都不能期待它们能有什么效果……

那么究竟吃什么才可以缓解疲劳呢？

实际上，根据近年的研究，我们发现了几个真正能缓解疲劳的成分。而且它们就存在于我们身边最近的食材里。

具有最强的抗疲劳效果的成分——"咪唑二肽"

前言里也介绍过了，2003 年大阪市立大学与大阪市政府、医药制造商、食品制造商等开展产官学合作，建立了"抗疲劳项目"。由我担任负责人的这个项目，在进行疲劳的定量化研究的同时，也进行了关于食品中所含有的"抗疲劳成分"的研究。

抗疲劳成分，指的是人体摄取后能减轻工作时与工作后的疲劳的东西。由于疲劳一旦减轻，疲劳恢复的速度也会提高，因此这种成分具有吃进去后疲劳恢复就会变得容易的抗疲劳效果。

这项研究列举出 23 种"抗疲劳候补成分"，在对每一种都进行了严格的最终试验之后，被认定具有抗疲劳效果的仅有 4 种。

这 4 种成分就是"柠檬酸""辅酶 Q10""苹果多酚"，以及"咪唑二肽"。

其中，显示出压倒性抗疲劳效果的是咪唑二肽。

即使有印象在哪里听说过其他的成分，知道咪唑二肽这个名字的人是不是也很少呢？但是正是这个成分，以压倒性的效果高居所有成分的顶端，是最强的"抗疲劳成分"。

作为蛋白质的一种，咪唑二肽原本是在候鸟的抗疲劳机制的研究过程中开始受到瞩目的。

候鸟以长距离持续飞行这一点为人熟知。例如北极燕鸥这种鸟，一年中在北极圈与南极圈之间往返，据说每只鸟要飞 8 万公里以上的路途。几乎不休息，为什么却能够持续长途飞行呢？其中的秘密，就是分布在候鸟翅根里的成分。

这就是咪唑二肽。

其实咪唑二肽并非只有候鸟才有的"专利"。其他鸟的肉、牛肉、猪肉里也有。只是与猪、牛比起来，鸟体内咪唑二肽的含量达到了它们体内含量的 3 ～ 4 倍。鱼呢？我们已经知道，咪唑二肽在不眠不休持续游动的鲣鱼、金枪鱼等的尾鳍部位中也很多见，它分布在鱼经常活动的部位，即体力消耗大的地方。动物在进化的过程中，通过增长体力消耗大的部位的咪唑二肽含量，来实现抗疲劳的效果。

证实咪唑二肽的效果的三个验证

从化学方面来说，咪唑二肽是蛋白质的一种，以肌肽和鹅肌肽为代表，是由两种氨基酸结合起来的产物。

为了弄清咪唑二肽的抗疲劳效果，从以下三个验证的角度出发，我们进行了实验。

验证 A：表现的下降是否受到了抑制?

验证 B：疲劳感是否减轻了?

验证 C：是否能够抑制细胞的氧化和损伤?

现在逐一介绍各项内容。

首先是关于验证 A 的"表现的下降是否受到了抑制"。

如果自主神经承受着负荷，疲劳滋生，不管是运动还是工作，表现一定会下降。反过来想想，若通过摄取某种成分使得表现下降受到抑制，那么就可以说在这个成分的作用下疲劳会被减轻。

关于表现的验证，采用的是将受验者分成两组，只让其中一组摄入咪唑二肽，之后对结果进行比较探讨的形式。

受验者在四周的时间内每天都喝由研究团队准备的饮料。团队对一组提供了含有 400mg 咪唑二肽的饮料，而让另一组饮用做得酷似正品、俗称安慰剂的饮料。而且，哪个受验者喝了什么，无论是受验者还是调查方的医生，都对此一无所知。

之后，用蹬车测力器这种锻炼工具进行测量，要求受验者全力骑自行车。我们则追踪脚踏板的转速的变化。

接着，每隔四周，就让实验对象喝与上次相反的饮料，进行了同样的负荷实验。从专业角度来说，这就是"双盲交叉方式"的做法。

结果怎样呢？摄入咪唑二肽的组，骑了四小时自行车之后，很快脚踏板的转速就下降了，而运动结束之后过了四小时，再次骑车，转速又回到先前刚开始骑车时的数值了。

没有摄入咪唑二肽而是喝了安慰剂的组，运动四小时之后，脚踏板的转速也同样下降了，但这一方运动结束后过了四小时，再次骑车，转速依旧没有回升。也就是说，咪唑二肽能够抑制由于运动负荷而产生的表现下降这件事已经很明确了。

接着，是关于验证 B 的"疲劳感是否减轻了"。

正如之前已经说过的那样，疲劳感有时会被遮蔽，这是"隐性疲劳"的一个原因，本来"疲劳感"没有减轻的话，咪唑二肽是摄取不了的。如果不能同时减轻疲劳与疲劳感的话，抗疲劳食品的利用价值就很贫乏了。

这个验证，将在日常生活中觉察到"疲劳感"的 207 人分成①②③组。在八周内每天让①组喝下含有 200mg 咪唑二肽的饮料，②组喝下加了 400mg 咪唑二肽的饮料，而③组则喝下安慰剂。

验证的要点在于，事先要确保受验者一方，以及进行调查的医生们，对哪个组喝了什么饮料一无所知。因为"疲劳感"终归是个人的感觉，这是为了尽最大限度排除像"因为喝了所以有效果了"这样的先入之见而采取的措施。

在疲劳感的测定方面，采用了名为"VAS（visual analogue scale）"的疲劳度测试。让受验者针对疲劳感、痛苦、疼痛等有多大的问题，在左端写着"完全没有"，右端写着"最大"的 10cm 的线段上打"√"号，分别做出评价。这是在劳动卫生部门经常使用的方法。

结果做出了以下判定："疲劳感"的减轻程度很明显与咪唑二肽的摄入量相对应。持续按照一天 200mg 的量摄入咪唑二肽，与摄入不含咪唑二肽的安慰剂相对比，会在摄入后三周发现统计学意义上的显著性差异，而且，持续按照一天 400mg 的量摄入咪唑二肽，已被检出存在更加显著的有效差异。

最后，是关于验证 C 的"是否能够抑制细胞的氧化和损伤"。

随着体内细胞的进一步氧化，尿液中名为"8- 异前列腺素"的物质增加了。而且，细胞受到损伤的时候，血液中称作"TGF- β"的物质也在增加。顺带说一下，TGF- β 作为癌症标志物也是为人所知的。也就是说它是在细胞受到破坏、组织受到损坏时增长的物质。

验证中以这两种物质作为指标，对开展验证 A 的小组成员的细胞的损伤和氧化的进展进行观察。

这样一来，将摄入咪唑二肽的组与对照组对比，就会清楚地发现前者 8- 异前列腺素与 TGF- β 的数值被抑制在了有意义的低水平上。

也就是说，咪唑二肽作为抗氧化成分，在充分抑制由活性氧引起的氧化的同时，也具备抑制由疲劳负荷引发的细胞损伤的功能。

而且，通过由近藤一博教授实施的其他实验，我们也知道了"咪唑二肽"发挥的是减少疲劳因子 FF、提高疲劳恢复物质 FR 的反应性的作用。

根据以上内容我们已经明白，咪唑二肽在疲劳发生的机制中发挥着通过抗氧化作用来预防细胞生锈受损，使疲劳因子 FF 减少，抑制细胞功能下降等作用。这个事实科学地证明了咪唑二肽会使身体变得不容易疲劳，而且疲劳的恢复也会变得很容易。

这个实验结果，是远超我们期待的冲击性的结果。要说为什么，那是因为，在那之前，尽管也已经发现了好几个像柠檬酸、辅酶 Q10 一样，可以通过那些轻易会受到自觉的评价尺度、意志、动机影响的检查项目检出其具有抗疲劳作用的食药成分，但是像咪唑二肽这样通过完全不受意志等要素影响的尿液中或者血液中的客观检查，被检出具有非常明确的抗疲劳作用，在世界上还是第一次。

在消耗剧烈的地方精准地发挥作用

不过，我认为，对于预防细胞损伤的"抗氧化成分"这种说法，在健康食品广告的传播下大家已经耳熟能详了。多酚、维生素C、儿茶素等作为抗氧化成分是一流的，有很多富含以上成分的商品正在市面上流通。也有人怀着抗老化的目的，有意识地摄取这些成分吧。

实际上，在作为食品成分的阶段，有很多成分具有比咪唑二肽更强的抗氧化作用。那么，摄取了那些成分之后，可以期待它们也具有与咪唑二肽同样甚至更好的效果吗？

很遗憾，事情没那么简单。

抗氧化成分的性质各种各样，但其中大部分过了一小时左右就会渐渐失去效力。举例来说，"花青苷"，作为红酒中所含的一种多酚，具有比咪唑二肽更强大的抗氧化力。而且一进入体内就能够暂时性地充分抑制由活性氧引发的氧化。然而，花青苷马上就会被人体代谢掉，体内数量减少，对付活性氧的效果也会减弱。而且，由于花青苷会对身体所有部位的活性氧产生反应，在它顺着血液流动直至输送到自主神经时，大部分就已经被消耗掉了。因此几乎不能期待它对"疲劳的源头"有什么效果。

那么，咪唑二肽会怎样呢？

咪唑二肽一被消化道吸收就会被暂时分解，变成"β-丙氨酸"与"组氨酸"这两种氨基酸。

氨基酸基本不会在血液中被消耗掉，而是漂浮在血液中，随着血液的流动被输送到身体的各个部位。

像这样保持着被分解成氨基酸后的状态，这些物质是发挥不了抗氧化作用的。也就是说，为了能够产生抗氧化作用，这两种氨基酸必须再被合成一次，回到咪唑二肽的状态。

因此，这之中夹杂着可以说是很神秘的生物结构。

实际上，生物的体内存在着"咪唑二肽合成酶"这种东西。这种酶密集分布的地方每种生物都不一样，主要是集中在消耗剧烈的器官里。于是，随着血液流动直到被输送到自身疲劳的根源处的 β-丙氨酸与组氨酸会再次合成为咪唑二肽。这样一来，一到达细胞更容易被氧化、消耗更剧烈的部位，咪唑二肽就会再次大显身手，在最容易疲劳的部位定点发挥抗氧化作用。

我重复一句，大部分的抗氧化成分，如果保持原样不变，就会与体内所有的活性氧发生反应，最后就无法到达重要的消耗部位。已经预料到了这一点，咪唑二肽先暂时分解成无法被消耗的形态，在运送到需要的场所之后，再次组装起来……这是非常精巧的结构。看上去仿佛是已经预想到咪唑二肽是对身体极其有益的东西，因此基因特意被设计成这个样子的。

与咪唑二肽的浓度一样，富含咪唑二肽合成酶的部位，鸟的话是胸肉，金枪鱼的话则是尾鳍的肌肉。

那么，人类哪个部位富含咪唑二肽合成酶呢?

答案是，脑。

我们已经知道，在包含着自主神经中枢的脑与主要的骨骼肌里，含有丰富的咪唑二肽合成酶。所谓合成酶数量多的部位，可以说正是根据基因水平被判断为消耗激烈的部位。换句话说，一般认为，人类在进化的过程中失去了大部分体毛，变得即使对于寒冷也毫无防备，为了弥补这一点，使自主神经功能提高，进化到了能够更为活跃地调动自主神经功能的地步。结果，脑自主神经中枢里的咪唑二肽合成酶的数量就变得很丰富了。

也就是说，可以认为，人类持续进化的结果是，消耗最为激烈、最容易疲劳的自主神经中枢含有大量的咪唑二肽合成酶。于是，倘若每天摄取咪唑二肽，那么咪唑二肽就会在脑的自主神经中枢，即最容易疲劳的部位，精确定位，再次被合成，就有可能发挥优秀的抗疲劳效果。

这就是咪唑二肽最大的能力，使其与其他抗氧化成分划清了界限。

从哪里摄取咪唑二肽比较好呢？

要说咪唑二肽是毫无疑问的最强抗疲劳成分，那也没错。

由于光是服用就能对抗疲劳，减少产生"隐性疲劳"的风险，因此我希望大家日常生活中一定要摄取咪唑二肽。

要想充分发挥咪唑二肽的抗疲劳效果，就需要定期摄取一定的数量。根据从实验中导出的数值，最少也要持续 2 周时间每天摄取 200mg 咪唑二肽，才会发挥抗疲劳效果。

话虽如此，大家可能感受不到 200mg 是个什么标准。因此我将这个数值置换成身边的食材，给大家介绍一下。

在超市等处就能轻而易举买到的食材之中，咪唑二肽含量最为丰富的食材，就是"鸡胸肉"。

刚才我已经介绍过候鸟的翅根里分布着大量咪唑二肽，而一般的鸡肉里也含有充足的咪唑二肽。

虽然也能够从猪肉、牛肉中摄取咪唑二肽，但是，举个例子，假如是牛肉，为了摄取 200mg 咪唑二肽，根据计算，就必须吃下 400g 牛肉。这样的话可能就会摄取过多的脂质，也会面临发胖、患上生活习惯病的危险。而且从经济的角度来看，也不太现实吧。

如果是鸡胸肉的话，低卡路里高蛋白质，近年来作为最适于减肥的食材，人气高涨。因为价格便宜，作为每天都吃的食材最合适不过了。

鸡胸肉呢，大约吃上 100g，就能摄取并吸收 200mg 的咪唑二肽。便利店等处出售的"鸡肉沙拉"正好是 100g 左右，因此，一天吃一份，吃上 2 周，这样做就能让身体有力地对抗疲劳。

只是，也有很多人认为"每天都吃同样的食物会感到腻烦"吧，所以，这里我来介绍一下用到鸡胸肉的"抗疲劳食谱"吧。

采用"抗疲劳食谱"，打造有力对抗疲劳的身体

咪唑二肽有很强的耐热性，在煎锅里炸肉那种程度的高温下成分基本不会变质。而且，因为具有可溶于水的性质，如果做成汤，也能够毫无保留地摄取它的成分。

下面这份食谱，是在由一般社团法人日本食用鸡协会运营的名为"j-chicken.jp"(http://www.j-chicken.jp/index.html) 的网站上公开的食谱。除此之外，也介绍了其他使用鸡胸肉的食谱，顺便也看一看吧。

【用鸡胸肉末做的肉末杂烩汤】

〔材料＊4 人份〕

鸡胸肉　　　　　　　　　　　　100g

芋头（小）	2～3个
木棉豆腐	1块（300g）
青梗菜	1棵
胡萝卜（切成薄薄的半圆形）	40g
白萝卜（切成薄薄的半圆形）	60g
魔芋（焯水后）	1/4块
高汤	5杯
盐	1又1/3小匙
芝麻油、淡口酱油	各2小匙
酒	2大匙

〔制作方法〕

① 豆腐用布包好压上重石，放置约30分钟，除去水分。

② 把青梗菜放入加了少许盐的热水里焯一下后放进冷水中，切成纵向四等分。芋头削皮，切成小块，裹上盐，用水搓洗。

③ 锅里倒入芝麻油并加热，炒肉末，用手掰碎豆腐，加进锅里翻炒。将芋头、胡萝卜、白萝卜、用勺子搅碎的魔芋加进去一起炒，倒入高汤，用文火煮10分钟。

④ 加进青梗菜，用酒、盐、淡口酱油调味。盛进碗里。

【用鸡胸肉做的香辣炒肉丝】

〔材料 ★4 人份〕

（1）[酒 1 大匙，胡椒少许，淀粉 1 小匙]

鸡胸肉	1.5 片（300g）
绿青椒	2 个
红青椒	1 个
黄椒	1/6 个
大葱	1/2 根
红辣椒	3 条
大蒜薄切片	2 片
生姜末	1 大匙
酱油、色拉油	1 大匙

〔制作方法〕

① 鸡胸肉去皮，沿着纤维切成薄片之后，切成细丝。将（1）里用来调底味的作料按照酒、胡椒、淀粉的顺序加进去，放置 5 分钟左右。青椒切成稍粗的条状。大葱切成细条，泡在水里。

② 锅里倒入色拉油并加热，加入切成粗条的辣椒、大蒜翻炒，闻到香味时立刻加进①中提到的鸡胸肉和青椒，快速翻炒使其受热均匀。

③ 肉颜色变了的时候，就加进生姜末和酱油来调味。装盘，放上大葱作为点缀。

【用鸡胸肉做的清炖蘑菇鸡肉】

〔材料 ★4 人份〕

鸡胸肉	600g
豆腐	1 块
白菜（叶片大的）	4 片
胡萝卜	1/2 根
菠菜	1/2 把
葱	2 ~ 3 根
口蘑	100g
香菇	100g
茼蒿	1 把
面筋（切片）	1/2 根
海带（长 10cm）	1 片
橘醋酱油	适量

作料 [萝卜泥、葱花、七味辣椒各取适量]

〔制作方法〕

① 把鸡胸肉切成大块，豆腐切成小方块，开水焯白菜、胡萝卜、菠菜。将 4 片白菜横放在寿司帘上，展开使之稍微重叠，把胡萝卜、菠菜放在叶片中间紧紧地卷起来，并分切成 2cm 长的小段。葱斜切成 1cm 宽的小段。口蘑要小朵小朵地分开，蘑菇要切掉菌柄头。

② 砂锅里倒入适量的水，放进海带，用中火煮，升温后加入鸡胸肉。

③ ②中提到的鸡胸肉差不多煮熟了的时候，加入豆腐、蔬菜、蘑菇等。

④ 因为是用清水煮的，所以淋上橘醋酱油加点味儿。

想要更轻松地摄取咪唑二肽，营养补助食品是最佳选择

正如到目前为止我所介绍的，即使是日常饮食也能够摄取咪唑二肽，而如果想要更为轻松地摄入咪唑二肽，还是有效利用营养补助食品比较好。

不过，在挑选产品的时候，必须小心。

在网上输入"咪唑二肽营养补助食品"检索时，会跳出好多种产品。有饮料型的、药片型的等各种各样的形态，可能令你眼花缭乱，不知如何取舍。

关于形态，根据自己的喜好挑选就可以了，但是关键在于咪唑二肽的含量。

为了充分发挥效果，咪唑二肽的含量必须达到 200mg，如果检查产品的成分，就会一眼发现那些不达标的产品。其中也存在

明明只放了极少量的咪唑二肽，却写了"含有咪唑二肽，并配有×× g 的鸡膏"等容易引起误会的广告语的商品。

　　重要的不是鸡膏的含量，而是咪唑二肽的成分含量。如果做不到以此为依据好好挑选产品，即使好不容易养成了持续摄入咪唑二肽的习惯，也无法期待有什么效果。

　　再者，挑选产品时的标准是要有"确证含有咪唑二肽的标记"。如果有这个标记，就能保证所加入的咪唑二肽的含量已经满足了能够发挥效果的必要含量 200mg，因此购买时请试着确认一下。

柠檬酸也有抗疲劳效果

那么，迄今为止，关于咪唑二肽，我解释了它的抗疲劳效果，而之前我也说过，除此以外还有抗疲劳效果已经得到了科学认证的成分。

我也想谈谈这个话题。

首先是，"柠檬酸"。柠檬等柑橘类水果、黑醋、咸梅干等均富含柠檬酸。也有人有运动的时候带上柠檬的习惯，这种做法即使是从医学角度来看也是正确的。

通过摄入柠檬酸实现的疲劳减轻，与咪唑二肽在机制上还是不一样的。

身体的细胞中，有一种被称为柠檬酸循环的像"能量生产工厂"一样的代谢途径。这个循环，担负着用氧气将从饮食中摄取的营养物质变换成能量的作用。

于是，柠檬酸使这个能量生产工厂的运作活跃起来。这样一来身体的能量效率就会提高，最后细胞承受的负担就会得到缓和，疲劳得以减轻。

当人因为不曾补充营养就进行激烈的运动或者加班而感到疲劳的时候，柠檬酸特别有效。对于这种疲劳，通过摄取柠檬酸，就能令柠檬酸循环在短时间内被激活。之所以在运动会等场合中使用柠檬酸，也是因为这种速效性。

如果想要用柠檬酸减轻疲劳，标准是1天吃2个咸梅干，或者2个柠檬，黑醋的话就喝满满一大匙。

不过，柠檬酸不能保护自主神经免受活性氧的危害。仅靠摄入柠檬酸来抗击"隐性疲劳"可以说是很困难的。

柠檬酸依旧是要借助咪唑二肽的力量，两种合起来同时摄入，才能够期待它们发挥进一步的抗疲劳效果。

摄入抗疲劳成分的时候，只要每天的疲劳不严重，恢复起来也很快，这就够了。从减轻每天的疲劳这种预防性的观点来看，比起疲劳了之后再摄取抗疲劳成分，还是每天摄入一点点比较好吧。

很难依靠维生素 C 减轻每天的疲劳

除了咪唑二肽和柠檬酸之外，辅酶 Q10 与苹果多酚也是可以期待其发挥抗疲劳效果的成分。

迄今为止的实验中，辅酶 Q10 一天摄入 180mg 以上的话，就能展现出它所具有的疲劳恢复效果。而且，最近开发出了更能提高抗氧化能力的还原型辅酶 Q10，也出现了即使摄取量没有达到 180mg 以上也能够发挥效果的产品。

只是，无论哪一样和咪唑二肽一比，对于人体的抗疲劳效果都比较低，而且，根据对尿液和血液的客观检查，会发现它们都还没有达到能够证实抗疲劳效果的程度。

顺带说一句，经常作为抗氧化成分成为话题的 "维生素 C"，在上文所说的项目的实验中并未被认定具有明确的抗疲劳效果。

即使一天口服 3000mg，也没有什么成果。

但不能因此断言维生素 C 不具备抗疲劳效果，若是继续增加摄取数量，有可能会有效果。如果通过打点滴的方式直接将维生素 C 输送到血液中去，也许会取得成效。

虽说如此，但如果一天摄取 3000mg 以上的维生素 C，就很容易导致腹泻，长结石的风险也会升高。明明没有生病却要每天打点滴，这也不现实。

可以说日常生活中不可能通过摄取维生素 C 来消除疲劳。维生素 C，我们不要期待它对疲劳本身能有什么效果，它终归只是一种营养物质，我们在饮食中摄取维生素 C 以追求营养均衡，这才是对它正确的认识。

增长肌肉的 *BCAA*——如果摄入过量会产生反效果

　　人体是由 37 万亿～ 60 万亿个细胞构成的，而这些细胞是由蛋白质构成的。脑、肌肉、骨骼、头发……构成这一切的，也成为所有生命活动的基础的，就是蛋白质。

　　蛋白质是由许多种氨基酸合成起来而产生的。氨基酸是构成蛋白质物质的最小单元。氨基酸之中，有一些是不能在体内合成的。既然不能合成，那就只能通过摄取来补充。

　　人体必须从食物中摄取的氨基酸，叫作必需氨基酸。必需氨基酸有 9 种，而含有这 9 种氨基酸，同时也含有其他的氨基酸的蛋白质，对我们的身体而言堪称优质。

　　每天都摄入这样的优质蛋白质（或者必需氨基酸），有助于让身体保持健康的状态。而且身体越是健康，对疲劳的抵抗力也会越强。

不过，再怎么优质，倘若光吃成分相同的东西，偏向性地摄取成分，那么有时就会有意想不到的陷阱在等着你。

例如，市面上有加了名为 BCAA 的氨基酸的营养补助食品和饮料。也有很多人为了防止运动造成的肌肉蛋白质的分解，在运动前后摄入，或者在肌肉训练的时候喝下 BCAA 吧。

BCAA 是由 Branched-Chain Amino Acids 的首字母构成的简称，日语中被称为分歧锁氨基酸。（中文称为支链氨基酸。——译者注）作为氨基酸，它包括了缬氨酸、亮氨酸、异亮氨酸 3 种成分。BCAA 占据了肌肉蛋白质中必需氨基酸总量的 35%，又占据了被认为对哺乳动物而言必不可少的氨基酸总量的 40%。

从对人类身体而言不可或缺这一层意义上来说，毫无疑问 BCAA 相当于优质成分，但是，"过犹不及"。我们知道，如果摄取了 4000mg 的 BCAA，血液中的氨基酸的一种——色氨酸就会一下子减少到 1/10。

色氨酸是生成与睡眠有关系的物质血清素与褪黑激素的原料。血清素具有调节自主神经的作用，可以说是减轻脑部疲劳的物质。所以，一旦色氨酸减少了，血清素也会减少，睡眠周期会变得紊乱，不管觉醒还是睡眠都有可能产生障碍，疲劳也会变得没那么容易消除，因此很有可能导致"隐性疲劳"。

我们可以期待 BCAA 对负重训练与深蹲等引起的肌肉损伤的修护有效果，试验也取得了良好的结果。但是从另一方面来说，对于长跑等有氧运动、长时间的作业等倒不如说是反效果，反而会使人增加疲劳，因此一定要小心。

虽说是老生常谈，但在日常生活中，膳食均衡依旧与均衡地摄入蛋白质息息相关。全面摄入蛋、肉、鱼、大豆等富含蛋白质的食材才是最重要的。

第五章

只有优质睡眠才能缓解疲劳

睡眠是缓解疲劳的唯一手段

说起来，为什么睡眠是必需的呢？人们也曾考虑过这个问题吧。

睡眠的目的并不在于"睡觉"本身。是为了消除醒着的时候所产生的疲劳，我们才睡觉的。

反过来说，如果完全预防了疲劳的产生，或者在睡眠之外发明出了其他消除疲劳的方法，睡觉的必要性就消失了。这段时间就用在工作或者兴趣上，也是可行的吧。

然而，遗憾的是在现代的疲劳医学方面，还没有开发出杜绝疲劳的产生或者让人从疲劳中完全恢复过来的技术。

减轻疲劳，加快恢复速度的技术诀窍，正与我目前为止介绍的一样，从已经发生过的疲劳本身中恢复过来的方法，眼下只有

"获得优质睡眠"这一种了。

在这里，我重新解释一下为什么睡眠能够缓解疲劳。

工作或者运动时，人处于活动状态，会产生活性氧，细胞也会因此受损。正如第二章介绍的那样，对受损的细胞进行修复的"疲劳恢复物质 FR"，不分昼夜地释放出来、持续工作，但活动状态下细胞受损氧化的数量会超过修复的数量，结果疲劳就累积了下来。

然而睡眠中身体处于休息状态，此时由于很少有机会置身于大量消耗氧气的运动、压力等条件下，与活动中的状态相比，活性氧的产生量也受到了抑制。这样一来"疲劳恢复物质 FR"的修复量，就会超过细胞氧化的数量，自主神经也会不断获得修复。

正像我们通过这个机制所明白的原理一样，睡眠与疲劳，存在着不可分割的关系。也可以这么说，睡觉的方法只要弄错了一步，就有可能直接导致"隐性疲劳"。

人们经常说"睡眠的质比量重要"，这是无比正确的。如果睡得好，疲劳也会得以缓解，但若是由于睡眠障碍而睡不好的话，即使在床上躺了 10 个小时，也等于几乎没睡着过。那样一来疲劳也无法得到缓解，结果却被"明明已经睡了一觉，疲劳却不能缓解"的感觉纠缠着。然后，可以说是为此而进入了"隐性疲劳"

的状态。

当我向来我诊所的病人说明睡眠的重要性时，有时他们会问："那么睡几个小时才能保持健康呢？"而且，连媒体也发布了"理想的睡眠时间是 ×× 小时"等消息，厚生劳动省也公布了不同年纪的人需要达到的睡眠时间标准。

然而遗憾的是，不得不说这些说法是完全没有意义的。

人必需的睡眠时间因人而异。平均睡眠时间在 9 小时以上的人被称为长时睡眠者，不满 6 小时的人被称为短时睡眠者，但也有少数人只需要睡 4 小时还可以健健康康地生活。要说为什么会有这样的差异，可以认为是疲劳恢复的速度不一样导致的。

再加上，正如先前所说，尽管睡了很久，睡眠质量不好的话，也没有意义。

也就是说所谓的"理想的睡眠时间"，也只是所谓统计学上"有很多人睡 ×× 小时就够了"这种统计结果罢了，如果过分相信这个，就有可能搞不清楚自己真正需要的睡眠时间。

"睡眠负债"也是隐性疲劳的原因之一

那么，要调查自身必需的睡眠量与睡眠质量，该怎么做才好呢？

关于睡眠量，在不设闹钟的前提下自然醒来的时间是一个指标。疲劳累积得越多，自然醒来的时间常常就越晚，多次重复取其平均值，就能知道大体的标准了。

再者，倘若平日的睡眠时间与假日自然醒时的睡眠时间存在2小时以上的差距，那就可以推断出平日处于睡眠不足的"睡眠负债"的状态之中。背上"睡眠负债"，指的正是疲劳因此也无法恢复而残留了下来，"隐性疲劳"逐渐累积这件事。重新审视平日的生活，减缓疲劳，假日什么也不做让身体休息休息，这样的对策是有必要的。

我们很难判断自己的睡眠质量，但我们有一个既能告诫我们睡眠质量很差又很容易理解的"警钟"。

那就是鼾声。

看到打鼾的人，人们也许会想到这是"正在酣睡呢"之类的，实际上正相反，鼾声是"不好的睡眠"的代表性信号。

打鼾，是睡眠中由于肌肉的紧张得以舒缓，舌头向喉咙深处下沉而导致气道变窄，结果空气流通时，呼吸使得咽喉等处的内壁发生振动所导致的。过量饮酒后肌肉麻痹，随着肥胖、衰老而产生的肌肉松弛使得气道变窄，这些都是打鼾的原因。

在像这样气道变窄的状态下，虽然把空气送进肺里了，与一般状态相比却更费能量。打个比方，就像正在用纤细的吸管拼命地吹气好让气球膨胀起来似的。

气道变窄之后，自主神经就会更猛烈地伸缩横膈膜，尽可能地将空气送进肺里。另一方面，加快心跳，升高血压，想要保持脑部氧气供给量。结果，尽管是在睡眠之中，自主神经却也在全速运转地工作，因此，如果打鼾持续了很长时间，别说疲劳恢复了，反而有可能累积了更多的疲劳。

而且，打鼾进一步恶化后引起了反复发生睡眠中呼吸暂时停止这种状况，即"睡眠呼吸暂停综合征"（SAS）。呼吸停止 10 秒以上就叫作呼吸暂停，假如睡眠中达到 1 小时发生 5 次呼吸暂停，或者 7 小时的睡眠中发生 30 次呼吸暂停的状态，就会被诊断为睡眠呼吸暂停综合征。

得了睡眠呼吸暂停综合征，比起打鼾，这种病氧气的供给量减少得更严重，因此会产生巨大的疲劳。而且，我们也已经知道，以生活习惯病为中心的得病风险会因此升高，高血压、糖尿病等发病风险则会上升 1.4 ～ 2.9 倍。

得了睡眠呼吸暂停综合征，即使已经睡了一觉，疲劳也会累积，白天活动的时候也会受其影响。例如，正在开车的时候，受到急剧的困意侵袭，还来不及想一想就一下子失去了意识，像这种情况也是有的。近年来，睡眠呼吸暂停综合征被人们认定为在巴士、货车事故中常见的"打瞌睡驾驶"的事故原因。其在日本潜在患者数量据说已有 250 万人，成了社会问题。

这样一说，可能有人会担心："究竟自己有没有问题呢……"本书为估计自己会打鼾的人准备了测试表。这就是由京都大学大学院医学研究科的福原俊一教授等人制作的名为"日本语版 Epworth 嗜睡量表（JESS）"的睡眠"诊断表"。

尽管已经睡了可以认为是足够长的时间，这张表的分数达到 5 分以上的话，那么有可能因为打鼾等睡眠质量下降了。而且只要分数在 11 分以上，就有得了睡眠呼吸暂停综合征的嫌疑，因此必须注意。

如果得分在 11 分以上，或者白天受到过睡魔的突然袭击，像这种情况，我劝各位还是去医疗机构做一次"整夜睡眠多导睡眠图（PSG）监测"。万一因此被诊断出患有睡眠呼吸暂停综合征，通过接受治疗也能得以改善，所以大家不必担心。

Epworth 嗜睡量表

睡眠呼吸暂停综合征是本人难以自察的疾病。因此，为了测定睡意的程度，请自己做个诊断。

你在最近的生活中处于何种状态？在你认为最接近你的状态的分值上画○，请根据总分对照诊断结果。

另外，关于这个测试，因为诊断方法很容易，对睡意状态的判断会比实际中更轻率，会表现出得分较低的倾向。还是拜托能够客观评价本人睡意的家人等人来协助检查，能得到更为准确的诊断结果。

○ Epworth 嗜睡量   （Epworth Sleepiness Scale）

	状态 （什么时候会睡着？）	结果（得分）			
		从未 睡着	有时会 睡着	经常会 睡着	基本上总 是会睡着
1	坐着看书	0	1	2	3
2	看电视	0	1	2	3
3	在人多的场所坐着（例如，会 议、剧场等）	0	1	2	3
4	乘坐别人驾驶的车超过 1 小 时且中途不休息	0	1	2	3
5	午后躺下来小憩	0	1	2	3
6	坐着与人聊天	0	1	2	3
7	午饭不喝酒，饭后静静地坐着	0	1	2	3
8	坐着写信或者写文件	0	1	2	3

合计 分				

诊断结果

总分 11 分以上，被视为属于即使在白天睡意也很强烈（过眠症）等疾病领域，如果已经患上了睡眠呼吸暂停综合征，则被评价为达到了需要治疗的程度。而且，即使不到 11 分，长期打鼾的人、睡眠中呼吸停止的人、白天频繁犯困的人，也都有可能患上睡眠呼吸暂停综合征。

根据诊断结果怀疑自己患了睡眠呼吸暂停综合征的人，请前往附近的医疗机构问询。

提高睡眠质量的五个方法

为了避免打鼾等劣质睡眠，想要提高睡眠的质量该怎么做才好呢？

在此，我来介绍 5 个马上就能尝试一下的实践方法。

方法 1 "在固定的时间起床"

人类拥有将体温的升降、血压的高低、脉搏的快慢等与一天中的时间相适应地进行调整的"生物钟"。其周期大致为 24 小时，活动的时间与睡觉的时间正是根据这个节律决定的。这被称为 "circadian rhythm（昼夜节律）"。

　　而且，众所周知，如果昼夜节律混乱了，睡眠的质量就会变差，反过来说就是通过好好调整节律，睡眠的质量就可以得到改善。

　　再者，生物钟主管着下丘脑中名为视交叉上核的部位，根据近年的研究，除此之外，身体的细胞都备有"时钟基因"，所有的细胞都刻上了昼夜节律，这一点已经是很清楚的了。而且，遵照在基因水平上排列的"时钟"来生活，身心状况就会变好，这也是合理的。

　　对在每天的生活中调整昼夜节律而言最有效的一个方法就是固定起床时间。从这件事开始调整每天的节律，白天活动的状态也会变好，睡觉的时间也会一致。

方法 2 "做些轻松的运动"

　　疲劳累积起来的时候，应该放弃运动尽快休息，但是一般认为，在日常生活中，做些轻松的运动能改善睡眠的质量。不过必须是真正轻松的运动，激烈的运动会使疲劳积压下来，造成反效果。

其实人们还没有准确地了解运动本身对睡眠的影响。只是，有运动习惯的人，比没有运动习惯的人更容易获得满意的睡眠。这大概与通过运动血流能够得以改善等原因有关。

而且，疲劳恢复物质 FR 是在疲劳因子 FF 被释放出来之后才出现的。运动时给予人体轻微的负荷，适度释放疲劳因子 FF，增加疲劳恢复物质 FR，即使从这个角度来看我们也能够期待它的效果。

那么，轻松的运动是什么程度的运动呢？虽然这也要看年纪，但只要在不出汗的状态下，一周步行 1 至 2 回就足够了。如果是在家里，做做同种程度负荷的伸展体操也就行了吧。

要注意的是，运动一定要在睡前 2 小时之前结束。运动后交感神经占据优势地位，如果眼看就要睡觉了却还在运动，就会对入睡造成妨碍。

方法 3 "洗半身浴，在 40℃以下的微温洗澡水里泡上 15 分钟"

"洗了热水澡疲劳反而积压下来了"这一事实，在第一章已经说明过了，而根据入浴的方法，有时洗澡也会有助于提升睡眠质量。

泡热水澡时，身体变成交感神经占据优势地位的状态，为了抑制体温一下子升高，人会出汗，因而造成了自主神经的负担。

微温的洗澡水的标准是40℃。如果将温度控制在40℃以下，入浴时就不会进入交感神经占据优势地位的状态，基本上就不会对自主神经构成负担。

入浴的方法，我推荐半身浴。

人的身体，上半身暖和起来的话，交感神经就会占据优势地位，下半身暖和起来的话，副交感神经就会占据优势地位。冬天一钻进被炉里就犯困也是因为只有下半身变暖和了。洗半身浴的时候就只有下半身暖和，能够由于副交感神经占据优势地位而保持放松的状态。

通过这种入浴方式，尽可能不对自主神经施压，能够缓缓提高身体的深部体温。深部体温上升1℃，身体为了给它降温就会释放热量。所以在深部体温降低的时候，人就会觉得困。入睡之前，手脚会暖和起来，这也是从手脚部位释放体温来降低深部体温，在为入睡做准备。

总而言之，在40℃以下的微温的洗澡水里洗个15分钟的半身浴，能够更顺利地入睡，睡眠的质量也会得到改善。

还有，即使洗完澡马上就去睡觉，也会由于深部体温还居高不下而不容易入睡。即使从体温下降所要花费的时间来看，入浴的时间还是安排在就寝时间的 1 至 2 小时之前吧。

方法 4 "将睡前一小时设为放松时间"

睡眠，除了一部分睡眠障碍的情况之外，绝不是像开关的 ON/OFF 那样明确切换的过程。而是处于活动状态下的身体在慢慢地过渡到休息状态的过程中，产生了睡意。

从生理学角度来说，人是从交感神经占据优势地位的状态转变为副交感神经占据优势地位的状态，最终入睡。而且，这种状态转变越是顺利，睡眠的质量就越好。

为此，推荐大家从上床之前一小时左右开始，有意识地安排一段放松时间，以此协助副交感神经占据优势地位。

读读书，听听音乐，用一用香薰精油……请试着使用能让自己放松下来的方法悠闲地度过这段时间。

还有，我们知道养成"睡前一小时换上睡衣"等入睡前的习惯，也能使自主神经的切换变得顺畅。

这叫作"入睡仪式"。称为仪式是夸张了，但"睡前 30 分钟刷牙""上床前喝一杯水"等等简单的事情是没问题的。形成"洗澡→刷牙→喝水"这样固定流程的话会更有效果，所以大家还是有意识地试着做做看吧。

方法 5 "选用橙色的灯光"

在还没有电灯的时代，人基本上是过着日出而作日落而息的生活。天一黑，周围就染上了夕阳的橙色光。这种视觉刺激会通知生物钟夜晚正在降临，身体随之开始为睡眠做准备。这个可以说是适用于所有在白天活动的动物，是刻在基因上的节律。

但是，现代的夜晚流光溢彩，特别是在东京都中心地区，依旧明亮，与白昼别无二致。置身其中，生物钟会错判为"还是白天"，不容易睡着。家里一般的照明设备，从入睡的意义上来说光线也太强烈了。而且，便利店、超市为了更好地展示商品，故意将灯光调得很亮，因此如果睡前曾去过这些地方，脑就有可能保持觉醒状态。

实际上，我曾经做过白色灯光与晚霞色灯光的比较实验。结果证实了晚霞色的灯光更能令自主神经处于副交感神经占据优势地位的状态，也会更顺利地进入睡眠状态。

人体有一种名为"褪黑激素"的脑内激素。它能够推动生物钟运作、切换觉醒与睡眠、诱导自然睡眠。脑内的褪黑激素的水平提高了，人就会犯困，反过来水平下降了，身体的运作就会活跃起来。褪黑激素具有这样的机制：在人醒来之后 14 ~ 16 小时开始分泌，在其作用下深部体温下降，人体被导向适合休息的状态，开始犯困。

因此，在醒后过了大约 14 小时之后，缓缓调整灯光，可以说是与身体节律最合拍的做法。傍晚之后，选择接近于晚霞的橙色灯光，夜晚将灯光调得更暗，使用间接照明，等等，尽可能用灯光再现接近自然界的环境，就会比较容易睡得着了。

降低睡眠质量的三种 NG 行为

接下来列举几个睡觉时这么做恐怕会导致入睡困难、结果使睡眠质量下降的 NG 行为。

如果平时有这样的行为，只要停止这些做法就能改善睡眠质量，因此希望大家能意识到这一点。

NG！ 1 "睡前关空调"

冷暖气设备诞生之后，人类进入了轻松度过一年四季的时代。

盛夏和隆冬，也有人一整天都紧闭门户，开着空调。

不过，一到入睡时间，大部分人就会关掉空调。

"因为房间里太干燥了喉咙会不舒服""因为睡觉时可能会觉得冷（或者热）"……主要就是出于这些理由，睡前关掉空调，或者设置了定时让它一小时后自动关掉。

说到结论，为了获得优质睡眠，即使是睡觉的时候，也应该开着空调。

如果关掉卧室里的空调，尤其是在夏天或者冬天，就会在远远称不上舒适的温度下入睡。太热了就会出虚汗，太冷了就会起鸡皮疙瘩。这样一来，自主神经就会发挥作用，或者通过汗的汽化热来降低体温，或者使皮肤和血管收缩来防止身体的热量流失。

因此，在不舒适的温度中睡觉，会对自主神经造成很大的负担。举例来说，就像一天结束时还要重新开始工作似的，在本来要从白天的疲惫中恢复过来的睡眠时间里，人反而积累了更多的疲劳。

舒服的春秋季还好，盛夏和隆冬，还是开着空调睡觉更有助于消除疲劳。

NG！2 "在床上玩手机"

入睡前，钻进被窝之后也还是无所事事地看着手机消磨时间的人，不是还挺多的吗？

手机会对自主神经造成负担这件事，第三章已经说过了。

入睡前，在黑暗中看着刺眼的手机画面，在瞳孔张开的状态下盯着光源，光的刺激会变得过于强烈。上网时精神会保持兴奋状态，由于交感神经占据优势地位，依旧会对自主神经造成消耗。

除此之外，在床上用手机还有一个弊端。

脑有将"场所"与"行动"关联记忆的癖好。例如，在自己家里上厕所时习惯看书的人，到了书店看见书的时候，脑就会随意判断为"如厕时间到"，导致想要上厕所。

一旦习惯于在床上用手机，脑就会将床认成"玩手机的场所"。这样一来，一躺在床上首先就会想起手机，交感神经便活跃地开动起来。这种情况下，即使犯困上了床，脑也会立刻觉醒，当然就会变得不那么容易睡着了。

而且更糟糕的情况是，即使上了床也睡不着的经历重复了多次之后，心理上就会产生"就是今晚，无论如何都必须睡着"这样近似于强迫的念头，反而会陷入更加紧张、一紧张就又睡不着的负面循环之中。

床到底是睡觉的场所，不推荐用来小憩或者消磨时间。至少要在上床睡觉前 30 分钟停止使用手机。

NG！3 "睡前喝酒、喝咖啡、抽烟"

在 2002 年针对世界上 10 个国家展开的大规模调查之中，有一个关于"因为失眠而烦恼时的对策"的项目。

连续多日睡不着时会怎么做？对于这个问题，海外的回答主要是"向医疗机构咨询"，日本则是"喝睡前酒"的回答更为引人注目。实际上，有很多人认为"要吃安眠药的话还是喝酒更好"。

然而，正如迄今为止已经多次指出的一样，酒降低睡眠质量的可能性很高，已经成为尽管睡了一觉却不能消除疲劳的原因。无论入睡有多艰难，也不建议用随便饮点酒来代替服用安眠药。

至于咖啡，其所含的咖啡因的觉醒作用会妨碍入眠。好像听过"快睡觉了就不要喝咖啡了"这样的说法，实际上咖啡因的觉醒作用延续的时间令人意外地长。摄取咖啡因 30 分钟之后就能看出效果，在那之后会持续 4 ~ 5 小时。也就是说，如果加班时想着 "最后加把劲" 而喝下咖啡，它的影响会持续到深夜。

不光咖啡是这样，比如说，还有现在流行的 "能量饮料"，由于其中也有很多款含有大量咖啡因，这一点必须注意。

烟草也和咖啡因一样具有觉醒作用。因为它的作用时间会持续 1 ~ 2 小时，因此至少要在睡前 2 小时就不再抽烟，才会比较容易获得优质睡眠。

选择寝具时要重视尺寸

思考如何改善睡眠的时候，最先想到的是更换寝具。

枕头、床垫、被褥……市面上售卖的很多寝具其材质各不相同，品类众多，因此，人可能会为了选择哪一个才好而犹豫不决。

选择寝具的前提是"寻找适合自己身体尺寸的产品"。

在追求原材料与设计之前，首先要重视尺寸，这是取得优质睡眠的捷径。即使是使用了最先进的原材料的高级品，尺寸不合的话，也无法发挥其性能。

睡觉时支撑脖子和肩膀的枕头，是对睡眠具有直接影响的寝具。

不打鼾，也没有睡眠障碍的人，希望你们在挑选枕头的时候能好好检查一下高度。要想知道适合自己的高度，首先从侧面拍一张头枕在枕头上睡觉的照片。接着把这张照片竖起来，如果此时自己的姿态看上去就和笔直站立时的姿态一样，这就是尺寸最合适的枕头。如果下巴看上去仿佛伸出来了一般，可以说枕头是偏矮的，如果看上去像是低着头，那么枕头就是偏高了。

　　不过，若是会打鼾或者患有睡眠呼吸暂停综合征，枕头的挑选方法就稍微有所不同了。打鼾和睡眠呼吸暂停综合征，一般情况下平躺睡觉会更容易使之恶化。因此，睡觉时一定要养成侧卧的习惯，所以枕头也必须挑选适合侧卧睡觉的尺寸。

　　侧卧睡觉的时候，"站立状态"也是合适的姿势。也就是，相对于身体中心线，头部是平直的。头部如果向上或向下倾斜，就必须重新选择枕头的高度。

　　关于床垫，选软还是选硬也是一个标准。太硬的床垫会对臀部和后背造成负担，相反，太软的话就会对腰部造成负担。而且，受压的部位也会因为体形和睡姿而改变。

　　理想的床垫会使压力均衡地分散在全身各处。唯独这项，只能在实际中亲身尝试，挑选自己觉得平衡感好的产品。

　　再者，枕头和床垫，都有为客户量身打造的定制货。虽然私人定制比成品价格更高，但如果长期处于睡了还是不能消除疲劳的状态，那么作为预防"隐性疲劳"的一种办法，果断购入或许也不错。这样一来，第二天早晨的"疲劳感"应该就会大为不同了。

尝试夫妻分床睡

　　很久以前，日本的价值观一直认为"夫妻本就该盖同一床被子睡觉"是理所应当的。直到现在也还有很多睡在一起的夫妻。

　　当然关系亲密是很好，但是在睡眠方面，男女睡在一起很可能会导致负面作用。

　　在公司里，由于男性与女性喜欢的温度不同，也会产生空调的"温度之争"之类的矛盾。

　　从医学上来说，男女感到舒适的温度不一样，这是理所当然的。

　　男女在肌肉量与肥胖度上明显不一样。而且一般说来，肌肉少的女性发热量更少，因此可以说会"怕冷"。这种温度感觉本来就是没办法改变的。

一起睡觉的时候，双方感觉舒适的温度正好一致，这样的事几乎不存在。对男性来说是适当的温度，对女性来说就太冷了，反过来也是一样。而且，在同一个被窝里睡觉时，体温会互相干扰，以致在比较凉爽的夜里也常常会出虚汗。在这样的状况下，最终总会听从某一方的意见来设定空调的温度吧，但还是有一方难以得到优质睡眠。

这样的问题，无论如何商量，也没有解决办法。只有物理手段才能够解决这个问题。

最佳方案是夫妻拥有各自的房间，各睡各的，但如果由于住房情况而难以做到，有一个办法是睡觉时用帘子来分隔房间。男性睡在离空调近的这一侧，女性则睡在远的那一侧，这样做的话，各自应该就能在舒适的环境中酣然入睡了。

制作《疲劳负荷＆睡眠记录表》，观测"隐性疲劳"

正如目前为止说明的那样，疲劳和睡眠关系密切。

如果可以的话，通过将它们组合起来进行观测，应该就能在某种程度上客观地了解到自己有多疲劳了。像这样了解自己的情况，对于预防"隐性疲劳"是非常有效果的。

因此想建议大家，做一张像下面这张《疲劳负荷＆睡眠记录表》一样的表。

这张表上记载了就寝时间、起床时间与起床时的疲劳感，并且作为对前一天的回顾也记下了运动之类的行动、案头工作、饮酒、其他的压力等事项。这样一来，就可以判断出自己度过了怎样的一天，有多么疲劳，以及疲劳到了次日早晨还留下多少。

而且，在这张表的记载时间上也有一点窍门。

由于完全醒来之后，脑海中闪过当天工作和约会的计划，疲劳感有可能被遮蔽，最好尽量在刚醒来还处于模模糊糊的状态下时判定疲劳度。

《疲劳负荷 & 睡眠记录表》，在我的诊所里也是一项广泛分发给患者的实践安排，诸位请一定明天就开始试试看。而且，通过过去的记录做出"疲劳在累积"的判断的时候，希望你们能毫不犹豫地去休息，不慌不忙地好好休息。这么做便能回避"隐性疲劳"的生成，甚至关系到人生质量的提高。

年　月　　　　疲劳负荷 & 睡眠记录表　　　　_____

	就寝时刻	起床时刻	起床时的疲劳感	昨日的负荷量				备考
				运动·行动	案头工作	饮酒	其他	
			疲劳感全无　　　　　　疲劳感最大					
记载范例	23点左右	6点左右	⇓　　　　×　　　　⇓	75	40	0 上司说教		入睡难
1 日	点左右	点左右	_____					
2 日	点左右	点左右	_____					
3 日	点左右	点左右	_____					
4 日	点左右	点左右	_____					
5 日	点左右	点左右	_____					
6 日	点左右	点左右	_____					
7 日	点左右	点左右	_____					
8 日	点左右	点左右	_____					
9 日	点左右	点左右	_____					
10 日	点左右	点左右	_____					
11 日	点左右	点左右	_____					
12 日	点左右	点左右	_____					
13 日	点左右	点左右	_____					
14 日	点左右	点左右	_____					
15 日	点左右	点左右	_____					
16 日	点左右	点左右	_____					
17 日	点左右	点左右	_____					
18 日	点左右	点左右	_____					
19 日	点左右	点左右	_____					
20 日	点左右	点左右	_____					
21 日	点左右	点左右	_____					
22 日	点左右	点左右	_____					
23 日	点左右	点左右	_____					
24 日	点左右	点左右	_____					
25 日	点左右	点左右	_____					
26 日	点左右	点左右	_____					
27 日	点左右	点左右	_____					
28 日	点左右	点左右	_____					
29 日	点左右	点左右	_____					
30 日	点左右	点左右	_____					
31 日	点左右	点左右	_____					

运动·行动量以及案头工作量，请将日常平均值设为 50，填入 0—100 的数字。

饮酒量的标准，请以一中瓶啤酒（500cc）或者一合日本酒（100ml）、180cc 葡萄酒作为 1 单位，记录下来。

东京疲劳·睡眠诊所

／ 第六章 ／

防止疲劳积压的工作方法

集中注意力工作反而没效率？！

　　要减少由每日的工作造成的疲劳，最好理解的方法就是减少劳动时间了吧。为此，想要尽早完成工作的话，许多人不是认为"总之要集中注意力一个一个地完成任务"吗？

　　在日本，存在着像"集中力神话"这样的说法，也有"优秀的运动员的集中力和一般人的不一样""那个人因为有集中力所以能完成工作"等赞誉。

　　然而，实际上这种想法隐藏了一种风险，就是所谓的"集中力神话"也导致了"隐性疲劳"。一直做着同样的事情，脑疲劳的信号就会以"厌烦"这种形式表现出来，这件事已经阐述过了，而对其无视反而想要更加"集中注意力"的话，就会变成残酷驱使的净是脑的同一个部位，疲劳就会接连不断地累积起来。

想象一下野生动物的生活，可能就能理解集中状态下的危险性的一部分了。仅仅将注意力集中于眼前的食物或猎物而看不见周围，在这样的状况下，很有可能从放松警惕的背后或侧面受到天敌的袭击，无法应付突发事件。因此野生动物的注意力无论在什么时候也不会集中在单一的事情上，而是分散开的。

人类的脑也具有同样的性质，比起集中，更适合活动时将注意力分散开来。

一整天都能集中注意力的人原本就不存在。根据脑科学可知，集中力在极限状态下只能持续2秒，即使是在伴随着某种程度的紧张的状况下也只能持续1小时到1个半小时的时间。像这样集中注意力之后，由于使用过的脑的部位产生了消耗，表现也一下子下降了。而且，这种消耗只有借助睡眠才能恢复。

即使在工作方面，如果想要真正地提高效率，集中注意力于一件事情反而具有反效果。可以说很有可能集中注意力反倒使效率下降。即使集中注意力的1小时内顺利完成了2倍的工作量，在这之后5小时、6小时里的效率也会变得极其差劲，因此放在1天的时间内来看，可以得出"低效率"的结论。

顺带说一句，关于运动员们在竞技中展现出的集中力，有一个很有趣的逸闻。

　　一流的运动选手有时会表现出处于极限的集中状态之下，这个状态被称为"Zone"。进入 Zone 之后，很有可能变得仿佛完全看不见周围，意识只能集中到一件事情上，但实际上他们的脑部似乎正处于与之完全相反的状态之下。

　　当我有机会与凭借速滑与自行车竞技这两个项目参加了奥运会的顶级运动员桥本圣子女士直接对话的时候，我向她请教了进入 Zone 时的感觉是什么样的这个问题。据她所说，在 Zone 的状态下，意识并不是仅仅集中在一个地方，而是变得好像能俯瞰全局，什么都"看得见"一般。尤其是在存在竞争对手的竞技项目中，时常掌握对手们的状况才能实现更高水平的发挥，因此脑使注意力广泛地分散到不同事情上。

　　Zone 的机制，即使是现代脑科学也还没有弄明白。但是，如果考虑一下桥本女士的话，可以做出如下推测：Zone，与其说它是脑里仅有一个地方在局部运作的状态，不如说是能够平衡地运用整个脑部的状态更为合适吧。

运用工作记忆可以减轻疲劳

集中注意力在一件事情上，仅仅残酷驱使脑的特定部位，这样人马上就会觉得疲惫，表现也会一落千丈……

要想预防这种情况发生，怎么做才好呢？

答案是，"平衡地使用整个脑部，将负担分配到各个部位"。

将脑替换成肌肉来考虑也许就很容易理解了。例如持续托举重5千克的物体的时候，如果只用右臂来举，应该很快就会到达极限。即使从那时开始想要改用双手来举，如果右臂已经感到疲惫了，结果就会变成实际上是由左臂单独支撑着，还是会很快就达到极限。那么，倘若从一开始就运用到双手、腿与腰，用全身的力量来举，会如何呢？即使是女性，也能够以自己的方式做到长时间持续托举。之所以能够像那样长时间托举，完全是因为将负担有效地分配到了全身的肌肉上。

脑的状况可以说是完全一样的。不是仅仅使用特定部位，而是娴熟地使用整个脑部，这样做就能减轻疲劳，同时也能提升工作效率。

那么，工作时想要使用整个脑部，应该怎么做才好呢？关键在于"工作记忆"。

工作记忆这个词，大概听起来很耳熟吧？

人在从事某项工作时，脑会一边参考过去的"记忆"，一边同时处理多件事情。记忆，从大的分类来看，可以分为从数十秒到数十分钟的短时间里保持着的"短期记忆"，与从几小时到长达数年里都保持着的"长期记忆"。

倘若用驾驶车辆来说明这个原理，那就是在驾驶的时候，人会参考迄今为止所拥有的长期记忆，一边从中调出与交通规则、车的系统有关的信息，一边将在这种场合下所发生的事情作为短期记忆保存下来，在一瞬间与长期记忆相对照的同时驱车前行。

像这样，一边接受实时到来的信息，一边将过去的记忆、经验、学习、知识等等连接起来，与现实相对应，使这样一连串的动作成为可能的是脑的工作记忆，也被称为"作业记忆"或"启动记忆"等等。

用驾驶来打比方的话，操作方向盘、控制油门与刹车、确认信号灯、留心行人、与副驾驶座上的人说话……人能同时做好这些事情，是因为工作记忆在发挥作用。

近年来，与工作记忆有关的研究风头正盛。脑科学自不必说，甚至在认知心理学和医学的领域人们也正在广泛地进行探究工作。疲劳医学方面，我也很关心这个工作记忆，认为灵活运用工作记忆对疲劳对策来说也会产生巨大作用。

工作记忆的中枢，一般认为位于大脑额叶里名为额前区这一部位。额叶负责人类的智力活动，其中额前区发挥着巧妙地分散注意力、使工作更有效率的功能。总之，如果能够有意识地有效利用工作记忆，就是在使用整个脑部，将负担分散开去，也就可以更省力地完成工作，因此，一天的疲劳也能够减轻。

脑的神经细胞能够互相辅助

再深入挖掘一点和工作记忆有关的事吧。

脑的神经细胞，基本上是根据分布的领域承担不同的职责。脑里有支配运动、记忆、思考等各种功能的领域，也形成了相应的神经细胞。这被称为脑的"功能定位"。

然而，我们知道，如果日常性地使用工作记忆，增加使不同领域之间的神经细胞连接起来的机会，比如一个神经细胞既控制运动也控制记忆，这种情况下，其功能就会趋向于万能。用棒球来打比方，就是变成了能够胜任从投手到捕手、外野手、内野手等所有位置的万能选手。

要说为什么会有这样的机制，据认为那是因为当脑的一个部位受到损伤的时候，其他领域的神经细胞就会代替行使其职能。

这样的例子在临床研究上也已经弄明白了。

用脑检查装置 MRI 给 65 岁以上高龄者的脑拍照，很多时候会发现多处小型脑梗死。引起脑梗死的神经细胞，由于血管堵塞坏死，由该细胞负责的领域的能力本应该降低了，但基本上没有能自己察觉到这一点的人。那是因为坏死细胞周围的神经细胞弥补了其职责，代替坏死细胞顺利完成任务。多亏了它们，才避免了对特定能力造成的阻碍。而且一般认为，脑的神经细胞万能化的程度越高，互相弥补不足的能力也就越高，结果也会延迟对认知症的发现。

这个机制，也完全符合消耗的脑细胞与其周围的细胞的关系。换言之，经常动用工作记忆的话，即使出现了消耗严重的部位，周围的细胞也能够辅助它们，分担工作，保持效率，持续运作。

而且，脑的神经细胞网络是这样的：越使用，往来的信息量就越大，形成的网络密度也就越大。就像因特网那样，由于组成了许多网络，即使一个地方的中继站坏了，信息的交换可能也会毫无阻碍地进行，其速度也会增快。总之，通过平时就开始留心不在单独的脑领域中工作，而是在脑的广大范围内工作，信息处理能力会得到提高，同时人也会变得不那么容易疲劳。

脑在无意识地整理记忆

要想熟练地运用工作记忆，就必须对应当时的状况，在一瞬间从长期记忆中抽出需要的信息。

长期记忆可以分为"语义记忆""情景记忆""程序记忆"三种。继续以驾驶为例来说明，"油门在右，刹车在左""红灯停，绿灯行"等对制定的规则和习惯的记忆，就是语义记忆。情景记忆，指的是像"2个月之前，路过这个十字路口时，因为超出了10公里的时速被树荫下的巡逻车拦住了，真不爽啊"这样借助"5W1H"（When 何时、Where 何地、Who 谁、What 什么、Why 为什么、How 如何）记住的记忆。还有程序记忆，就是像自行车的骑法、电脑的盲打这样学会一次"身体就记住了"的记忆。

在这三种记忆之中，与工作记忆联动的是语义记忆与情景记忆。语义记忆是通过学习记住的知识，与之相对的是，情景记忆是夹杂了空间、时间、个人的体验与感情的记忆。

就这样，人的记忆随着岁月流逝而增加，变得越来越庞大。假如将一个语义记忆、一个情景记忆看作一册书，那么可以说脑中存在着一座巨大的图书馆。

如果这座图书馆的藏书，没有按照任何法则，随意地排列，会怎样呢？我们一定会耗费非常多的时间和劳力才能找出想要的书。

为了避免产生那样的混乱，脑在记忆输入的信息的时候，会预先给它们贴上"标签"，准确无误地分类保存。换句话说，根据新到馆的书籍的标题、作者名、文类等为其添加标签，并将其与标签相近的其他书籍放在一起。也就是说，脑所进行的工作，与城市的图书馆所做的事情完全一样。

这叫作"给记忆贴标签"，我们就是这样无意识地整理信息并收入脑内。

如果你被问到"请说出 30 个迄今为止成为你朋友的人"，你的脑海中会浮现出像小学时代、初中、高中、大学、进入社会后、篮球部、网球同好会、公司的岗位之类的"归类"，并在各种分类中列举出你的朋友吧。"小学时代""篮球部"这样的归类，正相当于记忆的标签。

并且，给记忆贴标签，如果是有意识地这么做，可能效率会更高。

尤其是想要将场景记忆作为长期记忆保存下来的话，若能熟练地贴上标签，记忆力就会得到突飞猛进的提升。而且实际上，此处正是有意识地有效利用工作记忆的关键。

记忆的强度在很大程度上受到感情的左右

从结论上来说，众所周知的是，如果想要高效率地给记忆贴标签，就附上喜怒哀乐的"感情"一起记录下来，这样效率就会提高。

我来说明一下其中的原因。

进入脑内的信息，最早是以短期记忆的形式被记录下来的。主管这个过程的是脑的海马体这一部位，在它对于每时每刻输入的信息逐一做出"这个重要""不太重要"等判定之后，重要的东西就会移交到大脑皮质，作为长期记忆被保存下来。

那么，海马体判定信息的重要性的基准是什么呢？

一个是反复输入的信息。持续多次接触同样的信息，海马体就会认为这个信息是重要的。背诵的时候，通过反复朗读、多次书写来记住，依据的就是这个机制。

　　另外还有一个，脑中存在判断信息的装置。这是通过海马体下方紧跟着的名为"扁桃体"的小器官来运行的。

　　扁桃体主管着喜怒哀乐、好恶爱憎、愉快不悦等感觉，承担着将"对于进入脑内的信息抱有怎样的感觉"这一内容直接传递给海马体的职责。

　　于是，感情越是强烈，就越能强烈地打动海马体，海马体就会将其判断为重要信息，输送到作为长期记忆"收藏室"的大脑皮质。

　　例如，如果经历了危及性命的事情，动物会感到强烈的恐惧。为了下一次不再发生这样的事，必须将这个经历作为长期记忆记下来。在好多天都没吃东西的情况下，如果发现了食物，就会像发了疯似的感到狂喜吧。像如何发现食物这样的诀窍，也同样想要以长期记忆的形式保存下来。

　　就这样，海马体会对强烈的感情产生反应。反过来看，记忆，可以说很大程度上受到了感情的左右。

　　归纳一下目前为止的内容，要想避开脑的局部消耗，更有效率地进行作业，就必须娴熟地运用工作记忆，平衡用脑。在这方面，提高给记忆贴标签的效率，增加长期记忆的储备是很重要的，也就是说，为此，还是强烈地意识到想要记住的情景中所产生的感情比较好。

为了让工作记忆发挥作用，"用心来记忆"

那么，想要在强烈地意识到感情的同时记住事物，应该怎么做才好呢？

这个，我们可以从"给记忆贴标签达人"所采取的方法中学到窍门。

从前因担任电视台综艺节目的主持人而为人熟知，现在从艺能界引退了的岛田绅助先生，实际上是个给记忆贴标签的达人。

这是绅助先生本人直接对我说的话，据说他从 20 多岁的时候就开始有意识地采用"将感情和事物一同记下来"的独特的方法。他是这样表述这种行为的。

"用心来记忆。"

通常情况下，如果想要将一些情景保存在记忆中，就会试图用"5W1H"的方法记下来。然而，绅助先生会在其中添加"当时是什么心情"的感情元素，并且设法根据感情制作了"文件夹"，保存下了记忆。假如将他的长期记忆可视化处理的话，我们将会看到"幸福""痛苦""愤怒""悲伤""可怜"等文件夹整整齐齐地排成长队摆放在一起的场景吧。

还有，"为了让心牢牢记住"，可以说绅助先生努力将自己的感情提高到了极限。他经常在电视节目中流泪，那也是因为他想要更为强烈地记住打动了自己的心的话语。

例如，假设在节目中被要求谈论"在国民中人气很高的运动员决定引退了"这一话题，"遗憾""寂寞"等共通的感情左右着演播室里的氛围。通常情况下，在脑内用"引退"这一关键词进行检索，就会用"说到这个，从前，在长岛教练的告别赛上……"来展开话题。

然而，天才主持人并不是从"引退"这个词切入，而是从支配着演播室氛围的"遗憾""寂寞"的气氛中，检索自己的记忆文件夹，选取了乍一看似乎与话题全无关系的事情，比如，"洗衣服时把非常珍视的中学时代的女朋友的照片也一起给洗了，变得破破烂烂的"这一故事来展开话题。对于听的人来说，即使由于和引退的话题相距甚远，一开始甚至感到违和，但因为谈话的终点落到了"遗憾""寂寞"等情绪上，演播室内的全体人员便会产生比往常更强烈的共鸣。

作为艺人，绅助先生之所以能够发挥出优秀的能力，是因为能够准确地读懂"现场的气氛"，从记忆中选取合适的话题。

为什么能够滔滔不绝地说出符合现场气氛的话呢？若是基于通常"5W1H"的文件夹分类法，即使可以挑选出在事实关系上与话题相近的事情，如果不适合"现场的气氛"，氛围也高涨不起来。但是，如果使用"感情的文件夹"，选择与"难过""高兴"等现场氛围相吻合的故事，听众就能够原封不动地代入感情，因此，即使故事的内容与正题有一点偏离，也能很好地打动对方的心，得以形成"共鸣"。

正如上文所说，像这样依据感情给记忆贴标签，关系到工作记忆的运用，甚至相当于将脑变得能够强有力地对抗疲劳。而且，也许能够使你成为像绅助先生一样的交流达人，因此，请一定要试试这个办法。

提高超认知功能，养成使用整个脑部的习惯

除了"依据感情给记忆贴标签"，我想请大家再记住一个有助于熟练使用工作记忆的方法。

那就是，提高"超认知"的功能。

超认知，指的是站在比知觉、记忆、学习、言语、思考等自己的"认知"更高的角度俯瞰、观察的"高级的认知功能"。有一种说法是做事时冷静地观察的"另一个自己"，也有稍微复杂一点的说法，即"关于认知的认知"。这是大约 40 年前美国的心理学者约翰·弗拉贝尔博士提出的概念，超的意思是"高级的"。

举例来说，在几个人谈话的时候，客观地看待自己正在说的内容和自己的面部表情，考虑是否与现场的氛围相配，这种行为就相当于超认知。在这种场合下，尽管周围的人已经彻底厌烦了，

自己却还在继续自吹自擂，像这样的人可以说是超认知功能很差的了。

如果超认知功能提高了，各种各样的事情也会变得有效率。工作上，从一个方面俯瞰正在干活的自己，就能够一直考虑更理想的工作方法。也就是说，在工作的过程中也常常能在脑内收到反馈了。

而且，在超认知发挥作用的状态下，注意力被分散开了，所以脑能够均衡地运转。

与别人说话的时候，如果必须一次性记住所有的对话内容，因为过于集中注意力在听懂对方的话上，一定没记住对方的表情和谈话的氛围吧。那是由于集中注意力于听这一个动作上，无意识地关闭了其他的认知功能。这样一来，单单对脑的一个部位施加负担，消耗也会很严重。反过来，超认知发挥作用的话，可以说，注意力便能顺利地分散到各个方面。也就是说，能够均衡地使用整个脑部，将负担分散到各个领域。

总之，通过提高超认知功能，我们能够做到对于一切都得心应手，也能够顺利调动整个脑部发挥作用。其结果就是，脑的疲劳被减轻了。

为了提高超认知的功能，重要的是不要太执着于一件事情，要经常将注意力分散开来，同时追问自己"真的这样就可以了吗？""现在的做法是最佳的吗？""周围人是怎么看我的？"等问题。习惯了像这样的"自问自答"，超认知功能自然也能得到提高。

为了预防脑疲劳，采用"高明的偷懒法"

在工作之中，也可以引进超认知的想法。

在此向大家介绍一个实际中我也在采用的、具体的"减轻脑疲劳的工作方法"。

首先是，使用便笺纸的"高明的偷懒法"。

实施这个方法的时间是早晨。每天开始时，将最好今天去做的任务写在一张便笺纸上。所有的事情都写完之后，将任务按照优先顺序排列、打分。假如有 10 项任务，优先度最低的打 1 分，最高的打 10 分。从 1 到 10 的数字，加起来一共是 55 分，因此，如果都能完成，那么堪称完美，可以得到满分 55 分。"今天绝对必须完成"的事情当然排在前面，分数也高。相反地，"今天即使没做也没关系"这种级别的工作，分数就设置得低一点。像这样给任务按照优先顺序排列、管理的是超认知的想法，也就是说是在俯瞰工作、纵览全局。

做到这一步之后，一边考虑当天自己的身体状态、疲劳状况，一边决定今天的目标是多少分。即使决定要完成非做不可的事情，要是累了的话，剩下的任务之中分数低的几项也可以转到明天去做，"偷偷懒"。

如果是性格认真严谨的人，或者完美主义者，常常会毫不犹豫地想要将眼前的任务全部完成，但这有时会助长疲劳，导致"隐性疲劳"。过分追求完美的话，疲劳总会很容易就累积起来了。

即使是在工作上，也没有必要常常追求满分。倘若累了，已经得到一定的分数的时候就要保存余力，停止工作，去休息休息，这样第二天的表现才会更好。

还有，完成各项任务的时候，也有要注意的点。

并不是在完美地完成一项任务之后才转向下一项任务，而是要在厌烦了眼前的工作的时间点，或者在即将厌烦的那一刻，就转向其他的任务。所谓的"双重任务"，由于能使脑部的负担分散开来，因此疲劳更难累积，结果效率也会更高。这时候，比如从"书写"转移到像"观看资料 VTR 并进行分析"这样能够使用脑部不同部位的工作，是最好的做法。

工作间隙依靠"有效打盹"来恢复元气

在本章的最后，关于工作间隙的休憩方法，我也想谈谈我的看法。

工作间隙的"午睡"，近年来受到了世人瞩目。日本的企业，有的引入了午睡制度，有的允许职工在喜欢的时间睡上 30 分钟。

不过，美国的企业员工很早就开始采取午睡的方法，连Google、NASA（美国宇航局）等大型组织也大为推荐。

在美国，工作间隙睡个 15 ～ 20 分钟，被称为"有效打盹（power nap），意思是短时间内积极意义上的假寐。顺便说一句，"nap"意为午睡，这个表达模仿了"power up"的形式。

我们的身体，从就寝时刻开始大约 15 小时后，开始犯困。例如，23 点就寝，次日的 14 点便会困意增强。这样一来，脑的功能也会一下子下降。这个时间点来一场"有效打盹"，就有可能消除困意，表现也会重新转好。

有效打盹的效果，在研究上也已经得到了证明。

NASA 从 1995 年左右开始，开展了名为"NASA Naps"的假寐研究，进行了对记忆、注意力等进行评价的认知功能测试。据说宇航员在太空中睡眠时间会缩短 30 分钟到 2.5 小时。由于太空中的睡眠不足是个大问题，不仅会造成执行任务的障碍，最糟糕的是，还会使人面临死亡的危险，因此 NASA 积极地致力于午睡研究。

这项研究的报告显示，在调查了白天平均假寐 26 分钟的宇航员的睡眠之后发现，他们认知能力提高了 34%，注意力提高了 54%。人们认为这是工作记忆受惠于假寐的结果。

通过这样的假寐，人一天的疲劳也会减轻，因此希望日本的企业员工一定要积极地采用这个方法。

如果环境不允许，就安排一段个人时间，在放松的状态下闭目休息 5 分钟以上，只要这样，自主神经就能得到休息了。

自主神经从"休憩"切换到"活动"，换言之从副交感神经切换到交感神经的速度非常快，零点几秒的工夫，瞬间就完成了。一般认为这是即使在睡眠之中受到袭击身体也能做出反应的防卫本能。但是反过来说，主导权从"活动"移动到"休憩"，从交感神经移动到副交感神经，就没有那么快了，通常要花上5分钟左右。证据就是运动之后心脏扑通扑通直跳的时候，人就要花上差不多这么长的时间才能恢复。

身体处于副交感神经占据优势地位的状态时，自主神经也能得到休息。为此，放松状态的时间必须保证在5分钟以上。

在工作场所或者有其他人在场的公共空间里，很难做到发自内心地放松休息。因此，我建议大家在卡拉OK包厢、咖啡网吧，或者自己的车中等可以一人独处的地方，闭目休息5分钟以上，从容不迫地放松身心。

也许，只要这么一做，你就能与一天的"疲劳"擦肩而过。

/ 第七章 /

养成不疲惫的好习惯

通过有计划地睡懒觉来偿还"睡眠负债"

第五章稍微提到过"睡眠负债"这种说法。

因为以前 NHK 曾在节目里做过特辑，所以也有人多少有些印象吧。

睡眠负债，原本是由美国斯坦福大学的研究者提出的说法，指的是每一天的睡眠不足都像借债一样重重累积。一天睡眠量的不足叫作"睡眠不足"，将睡眠不足的日子持续不断的状态想成"睡眠负债"的话，可能比较形象易懂。睡眠负债持续累积，迟早会对身体造成不良影响。这就是"隐性疲劳"的睡眠版吧。

觉醒与睡眠的节律，是"生物钟"与"睡眠物质"互相关联作用而产生的。我们在生物钟的作用下，到了早晨就醒来，到了夜里就睡觉，除此以外，在睡眠物质的作用下也会产生睡意。睡眠物质是存在于体内引发睡意的物质的总称。它们在人清醒的时间里慢慢累积，数量增加，因此人也会逐渐犯困。

从这样的机制可以得知，并不存在把睡眠"储存起来"的结构。人经常会说"在假日里攒觉，养精蓄锐"等等，但是无论睡多久，睡眠都是无法储存的，"因为昨天睡了 12 小时，今天只睡 4 小时也没问题"，这种做法是不行的。

第五章指出，"平日的睡眠时间与假日的自然醒的睡眠时间相差 2 小时以上的话，就是睡眠负债的状态了"。如果把睡眠负债换算成容易理解的数字，就是这个意思：平日与假日的睡眠时间相差 3 小时的话，每天就背负了 1 小时的负债，相差 4 小时的话，每天就有 2 小时的负债。

清醒的时间段里积累的睡眠负债，只能靠睡觉来偿还。

但是，虽说如此，如果睡得太早，或者早晨过分贪睡而晚起，这样就会扰乱生物钟，很有可能诱发新的疲劳。

推荐在假日与节日的前一天提早 1 小时上床，第二天的早晨推迟 1 小时醒来，即"有计划地睡懒觉"。这样就既可以偿还 2 小时的负债，又不会扰乱生物钟。同时，睡眠质量提高的话，即使稍微减少睡眠时间，也能够充分消除疲劳，因此也应该按照目前为止介绍的方法努力提高睡眠质量。而且，刚才提到的小憩可以说对偿还睡眠负债是有效的。

　　这样习惯性地偿还睡眠负债的行为，有利于疲劳恢复，也可以预防"隐性疲劳"。

调整晨间习惯，变得不容易疲劳

一日之始在于晨。这个时间段你是怎么度过的呢？做法改变了，疲劳的状况也会随之改变。

首先必须注意的是"叫醒闹钟"。最近也有很多人依靠手机闹钟之类的工具叫醒自己吧，不过，不要将叫醒闹钟的响声设定为大音量。

借助野生动物来思考这个问题就很容易理解了，假如正在睡觉的时候突然响起巨大的声音，动物就会误以为自己正在遭受袭击而一跃而起。这个时候，出于防卫本能，自主神经会在零点几秒内切换到交感神经占据优势地位的状态，防卫力全力开动。就好比动物一边处于自主神经被强行叫醒的状态，一边承受着"受到袭击可能会死"这种巨大的压力。人类也是完全一样的，也保留了这种防卫本能，如果突然响起巨大的声音，人类就会反射性地感到恐惧和压力。而且，实际上大音量的闹钟响起来的时候，人的血压与心搏会一下子上升10%。这不可能对身体有好处。

本来，醒来后自主神经从副交感神经占据优势地位转换到交感神经占据优势地位，就多少需要一些时间。试图跳过这个阶段强行觉醒的话，就会让自主神经承受相当大的负担。

那么，为了自然地"唤醒"自主神经，怎么做才好呢？

其中的关键在于血清素这一物质。根据近年的研究，血清素具有调节自主神经的作用这一点已经很明确了。而且，我们也知道，如果早晨充分分泌血清素，让自主神经顺利地开始活动，人就会很难变得疲劳了。

早晨，为了增加血清素的分泌，希望你们能养成两个习惯。

首先，起床后晒晒太阳。已知在2000勒克斯的光照下，睁着眼睛15秒左右之后，血清素就开始分泌了。站在窗边2～3米的地方睁着眼睛晒太阳就可以了。接着，一定要好好吃早饭。因为嚼口香糖等口腔咀嚼运动也会促进血清素的分泌，即使是早饭的咀嚼也能发挥一定的效果。而且，胃里进了食物，自主神经也会为了开始工作而活跃起来。

顺带说一下，正如之前所说，如果通过营养补助食品等大量摄取氨基酸"BCAA"，结果将导致血清素的生成量减少，所以，必须小心行事，尤其不要在早晨大量摄入"BCAA"。

　　这样，如果早晨能够产生充足的血清素，血清素就会在 14 小时过去以后变成褪黑激素。褪黑激素是具有切换觉醒状态与睡眠状态，引导人自然去睡的作用的"睡眠激素"，因此，若能充分分泌褪黑激素，就能够更顺利地入睡，睡眠的周期节律也能得到调整，睡眠的质量也会提高吧。

最好饭后就躺下"变成牛"

日本的工薪族，平日里忙于工作，假期则要花时间在家庭服务或兴趣爱好上，常常会很忙。而且，即便是主妇，由于给人一种在家务和育儿上没有休息日也理所当然的感觉，大概也有很多人成天都在劳动吧。

然而，如果你感觉到疲劳正在累积，那么建议你养成这个习惯：安排一段什么也不做，独处发呆的时间。

例如，在让你可以放心独处的感觉良好的地方，闭上眼睛15分钟，只要这样做就可以了。这样就可以获得与第六章介绍的"恢复精力的小睡"一样的效果，自主神经能得到休息，可以减轻疲劳。

而且，在勤勉受到推崇、"努力主义"的观点大行其道的日本，人们一般会说"饭后马上就睡觉，会变成牛的"，盛行着将饭后休息轻蔑地视为懒惰者的行为的风潮。

但是根据现代医学，我们已经明白，饭后 30 分钟内，静静地休息会减少身体的负担，饭后休息才是正确的做法。

苦恼于婆媳问题的主妇，介意秉持着旧式价值观的婆婆的看法，可能会觉得吃完就休息什么的压根儿做不到。

然而，实际上，女性饭后更应该躺下休息。

胃部下垂到比原来低的位置的"胃下垂"，比起男性，毋庸置疑更多见于女性。进食之后，肚脐下面的位置膨胀起来的人，有很大的嫌疑是胃下垂。在胃下垂的状态下，很容易就出现消化不良、胃胀等症状。这种情况下对胃施加负荷的话，担任控制消化与吸收的角色的自主神经也会变得疲劳。

饭后 30 分钟内胃的负担最为集中，身体向右侧卧，采用与胃肠的形状相适应的姿势休息，能够减轻胃的负担，所以非常重要。做与不做，一天的疲劳度也会不一样。

此外，关于饮食还有一点要补充，要避免在吃早饭之前运动。在自主神经醒来之前就开始运动，无法很好地控制血流和心搏，很容易就可能引发心肌梗死。在早晨轻微运动一下，并非不良习惯，这么做即使在增加血清素的分泌量方面也是有效的，不过呢，清晨还是先晒晒太阳，吃完早餐休息 30 分钟之后再开始运动比较好。

"人疲劳"也是疲劳的主要原因

说到疲劳，很容易就想到肉体疲劳或案头工作的疲劳，而正如我迄今为止所说的，精神上担负的压力也是使自主神经发生消耗的要素，是疲劳的一个成因。明明既没做案头工作，也没有做运动，不知为何却感到疲劳，像这样的人，可以说，其疲劳的元凶在于精神压力的可能性非常高。

而且，据说，精神压力 80% 以上是由人际关系引起的。实际上来我诊所就诊的患者中的大部分，都坦白自己因为人际关系而产生了疲劳。

虽说如此，但是在人生之中，有时也不得不与讨厌的人打交道，不管愿意不愿意也都会被卷入人际关系的麻烦之中。既然生活在现代社会，那些精神压力可以说是无法避免的。

尤其是最近，由于 SNS 的流行，SNS 上的联系被列入新型人际关系的范畴。有的用户在 SNS 上拥有数百个朋友并乐在其中，而有很多人却因 SNS 上发生的人际关系感到疲劳。LINE 的"既读不回"，以及发出去的消息没得到"即刻响应"，为此思前想后，觉得受到了伤害，这些也是巨大的压力。

像这种由人际关系产生的压力，我们应该如何处理呢?

关键是，首先要俯瞰自己的人际关系。在职场、家庭、亲戚、兴趣、SNS 等方面，与什么样的人有联系，其中谁对自己来说构成了压力，将这些内容写在纸上，检查一番。这样一来，就可以具体地筛选出成为自己精神压力来源的对象。

接着，将带给你精神压力的对象的名单，分成"可避免者"与"不可避免者"两组。对于"可避免者"，只要做到保持距离、远离社群，基本上就不会有联系了，因此，也就是说，避免和这些人来往，精神压力就会随之减小，疲劳也就可以随之减轻了。

问题在于"不可避免者"。正因为不可避免，因此形成了更大的压力，这可以说是最容易带来疲劳的"病灶"。对于"不可避免者"的名单，有必要重新逐一加以研讨，考虑一下是否真的不可避免。如果是在公司，不能用岗位调动等方式来对付吗?假如感到遭遇了权力骚扰，如果诉诸法院能够获胜，那么就能改变状况了吧？倘若是主妇，与丈夫结为同盟的话，有可能与婆婆分开住吗？真的必须和亲戚保持联系吗？请研究一下所能想到的全部手段。这样一来，也许就会发现，对于"不可避免者"一开始就放弃了抗争，而实际上问题是有可能得到解决的。

还有，关于你已经下了结论，认为无论怎么做都无法避免的事，既然对象或环境无法改变，那就只有改变自己的理解方式了。

改变价值观，认同自我

在改变自己的理解方式上，重要的是不光要思考"放弃"或"忍耐"，还要吸收自己能够认同的其他价值观。

例如，有一个讨厌的上司。假设另一方面，薪酬可观，公司的环境你也很喜欢。因此，无论多么讨厌上司，你都不想跳槽。于是，对于上司就不要想着自己"没办法，只能忍耐"，而要想着"对付这个上司也是我的工作，已经包含在薪酬之中了"，试着将价值观置换到金钱方面。还有，研究一下现在的薪酬到底是不是合理吧。这样一来，在感到讨厌的时候，也应该就能干脆地考虑问题，想着"照这样子，就相当于做了价值多少日元的工作了"。

这种置换为金钱的做法，实际上是我在心理咨询现场也经常采用的卓有成效的方法。

　　某位患者，因为一直照顾婆婆而感到疲劳，来找我咨询。因为只有自己能照顾她，所以不能丢下不管，然而每次见面，听到的不是抱怨就是挖苦，可以说她因此感到厌烦了。

　　因此，我建议她使用置换为金钱的方法。

　　首先，如果婆婆去世了，请计算一下包括生命保险理赔、继承的不动产在内，能到手多少财产。假设能得到大约 3500 万日元吧。

　　接着，算出一天之中与婆婆相处的时间。面对面说话的时间是 30 分钟左右。即使给平均寿命加上 5 年，接下来 20 年以内婆婆还活着的话，3500 万日元 ÷（365 日 ×20 年 ×30 分钟），就可以计算出时薪。（原文如此，公式里的 30 分钟其实应写作 0.5 小时。——译者注）

　　这样一来……时薪就是，哎呀，大约 9600 日元。

　　时薪 9600 日元，已经相当于银座女招待的工资水平了。银座的女招待，不光要听人抱怨，还会遭到性骚扰吧。但是，应付婆婆，毕竟只需要听她说话就行了。而且不必化妆，也无须穿上高级服装，并且不用出门上班就能在家里把钱给挣了。

　　实际上，我对为与婆婆的关系而苦恼的患者，说了下面这些话。

"首先请做一个存钱罐。然后，每当听婆婆说了 30 分钟挖苦的话，就往存钱罐里放一张写有'9600 日元'的自制支票吧。这个存钱罐装满了的时候，婆婆应该也去世了，就可以兑换成真正的钱了。"

假如能够像这样顺利地改变价值观，心情就会变得很愉快。

就像这样，如果面临不可回避的人际关系，就聚焦于有利的部分，通过尽可能将好处具体化，说服自己。这就是减轻精神压力的秘诀。

感受幸福，这本身也是一种疲劳对策

有很多人在触摸婴儿，抚摸小狗小猫，或者与恋人紧紧相拥之后，便感到很幸福，"不由得就被治愈了"。这种感觉是从哪里产生的呢？通过脑科学的研究，我们已经明白了其中一部分。

接触婴儿或者宠物、恋人等的时候，脑垂体后叶这个地方就会分泌出一种叫作"后叶催产素"的激素。

后叶催产素常常会在母亲哺乳等情况下分泌出来，也具有加强对人的信赖的性质。而且，我们也已经知道，后叶催产素也与性有关，会在面对心爱的人时分泌出来，而如果仅仅是在为了满足性欲而做爱时，它是分泌不出来的。为此，后叶催产素也被叫作"爱情激素""信赖激素"等等。

整体看来，可以说，后叶催产素主要是在人感到幸福的时候